Für alle Vergesslichen

(so wie ich)

(Also, glaube ich)

(...was wollte ich jetzt?...)

IARNĂ

Gedanken,

Dumme Sprüche

und andere weiße Worte

V

Auszüge aus der Vergangenheit

November 2020

Die Deutsche Nationalbibliothek verzeichnet diese Publikation in der
Deutschen Nationalbibliografie; detaillierte bibliografische Daten sind
im Internet über www.dnb.de abrufbar.

Herstellung und Verlag: BoD – Books on Demand, Norderstedt
Cover, Text, Pictures: © Copyright by Iarnă Winter ❆ 2020 ❆ bzw.:
  © Copyright siehe oben, da es sich um
              Auszüge aus den veröffentlichten Bänden I – IV handelt;
1. Auflage vom November 2020

ISBN: 978-3-7526-7207-7

Inhalt

❊ Vorwort ❊

Vor genau 30 Jahren habe ich mir den Spaß gemacht und ein paar Worte in einem kleinen, schwarzen Büchlein zusammengefasst. Es handelte sich um alles, was ich so verzapft und aufgeschrieben hatte:

Worte, welche mir durch den Kopf gegeistert sind;

Worte, die meinem Mund teils unkontrolliert entwischt sind;

Worte mit mehr oder weniger Sinn (zuweilen sogar gereimt);

Wie ein privates Fotoalbum, wollte ich meinen Senf nur bestimmten Leuten zeigen. 'Doch erstens kommt es anders und zweitens als man denkt. ' Inzwischen entstanden auf Nachfrage bereits ! vier ! dieser "Wortsammlungen". Wenn ich Zeit gefunden hätte, mehr zu schreiben und vor allem in Form zu bringen, dann wären es mehr gewesen.

Was macht nun jemand, dessen Terminkalender zu überfüllt ist, um etwas Neues entwerfen zu können? Er kopiert die ollen Kamellen!

?!? Oder !?!

Jedenfalls: a) Meine Bücher sehen nach mehreren Umzügen, etlichen Reisen und sonstigen Abenteuern etwas mitgenommen aus. b) Meine Daten liegen noch auf irgendwelchen Disketten oder Festplatten rum und c) den Sinn einiger Worte finde ich nach all diesen Jahren etwas befremdlich. (Hatte ich es dereinst wirklich so gesagt bzw. gemeint?)

So kam ich zu dem Schluss, einige Sachen aus den vorangegangenen Werken abzuschreiben. Es macht mehr Arbeit als ein komplett neuer Band. Doch in diesen Erinnerungen zu wühlen, sie abzugleichen und einige auszuwählen, hat mir große Freude bereitet. Ich wünsche allen Lesern mindestens ebenso viel Freude beim Lesen.   ❊

♥ Lieben Dank ♥

Lieben Dank an meine Vergangenheit:
an die vielen schönen Momente;
an die häufigen Schicksalsschläge;
an die öden Sekunden, welche sich wie Tage anfühlten;

Lieben Dank an meine Familie:
an meinen Vater und meine Großmutter,
die immer hilfreiche Spruche auf Lager hatten;
an meine Mutter,
die immer wieder meinen Kurs korrigierte;
an meinen Bruder,
der immer wieder mein Hirn auf Trapp hielt;

Lieben Dank an meine Freunde:
an all diejenigen, die mir halfen immer wieder aufzustehen;
an all diejenigen, die mir Mut gaben;
an all diejenigen, die mir Flausen einredeten;

Lieben Dank an meine "Partner":
an meine Musiker-Freunde und Band-Mitglieder;
an meine Mit-Rollenspieler und Mittelalter-Familien;
an meine "Lehrmeister", "Schüler" und "Mitschüler";

Und:
Lieben Dank an alle, die meinen Lebensweg auf die ein
oder andere Weise beeinflussten und noch beeinflussen
werden!
Ich liebe Inspirationen und Wegweiser ❊

Gedanken

Wenn ich (zum Beispiel beim Lesen von Büchern oder im Fernsehen) mit den sogenannten "typisch menschlichen Eigenschaften" konfrontiert werde, dann stelle ich diese oft meinen Erlebnissen und Beobachtungen gegenüber.

Manchmal verwerfe ich die nachfolgenden Gedankengänge schnell wieder und manchmal finde ich Bestätigungen für bereits vorhandene (Hypo-)Thesen oder gewinne neue Erkenntnisse. In jedem Fall entwickle ich mich weiter.

❄ Beobachtungen ❄

(1979)

Angelogen zu werden tut weh. Was ist eigentlich der Sinn dabei? In der Bibel steht: *"Ihr sollt nicht stehlen noch lügen noch fälschlich handeln einer mit dem andern." (3.Mose 19,11)*. Trotzdem tun es so viele. Ich denke, dass wir besonders darauf achten müssen, was wir mit unserer Zunge machen, denn wir haben nur eine, so wie auch nur ein Herz und eine Seele, um zu Lieben und Leben. (Zehen, Füße, Beine, Popobacken, Finger, Daumen, Hände, Arme, Lungen, Gehirne, Augen, Ohren, Kiefer, Lippen, Nasenlöcher und so weiter ... davon haben wir immer zwei gleiche. Kommt da eigentlich das mit der gespaltenen Zunge her?)

(1979)

Das Meiste lerne ich von meiner Oma oder meinem Papa. Dachte ich. Doch wenn ich genauer hinschaue, dann habe ich anscheinend sehr viel von meiner Mama und der Familie in Japan. Laut ihnen habe ich das deutsche Temperament und dennoch die japanische Ruhe. Auch sagten sie mir, dass das, was ich unter "Leben" verstehe, einen Namen hat: "Shinigai" (しにがい) und "Ikigai" (いきがい). Es geht dabei darum, sich bewusst darüber zu sein, was einem wichtig ist (*Todessinn* und *Lebenssinn*). Sie erklärten mir, dass ich es genau richtig mache. Ich sorge immer dafür, dass ich Freude am Leben habe. Und wenn da Steine sind, dann sammle ich sie erfreut auf. Aus den einen kann ich wieder was lernen. Die anderen sammle ich in meinem Zimmer. (Ok: Mama schimpft oft wegen denen.)

(1979)

Neulich hatte ich Besuch. Das war komisch. Meine Freundin hat
meine Kartons bewundert, die meine Mama (und später auch ich)
gebastelt hatte. Für sie war das was ganz Tolles und Besonderes.

Dabei haben wir nur normale Kartons und Boxen, wie sie zum
Beispiel manchmal im Lebensmittelgeschäft stehen, hergenommen
und sie beklebt. Zum Teil einfach nur mit einer schönen Tapete
(Reste, die wir noch hatten), zum Teil mit Geschenkpapier oder auch
einfach nur mit Papier, das ich dann bemalt und verziert habe.

So entstanden dann

  o kleine Schränkchen mit Schubladen für meinen Krimskrams,
  o Abtrennungen zur Unterteilung meiner Schubladen,
  o schmale Behälter, in die ich schön geordnet meine
   Unterwäsche und Socken einreihen konnte,
  o breitere Boxen zur Einsortierung meiner passend gefalteten
   Oberteile, Hosen, Röcke und Kleider
und auch Schachteln mit Deckel für Spielsachen und mehr.

Meine Sachen haben dort alle einen eigenen Platz. Sortiert und
übersichtlich platziert. Suchen ist unnötig, da ich weiß, wo das
Gewünschte verstaut ist. Zumindest die Dinge, die einen eigenen
Platz fanden.

Zu dumm, dass ich mehr Zeug als Platz habe.

(1979)

Mit einzelnen Menschen verstehe ich mich so prima, sodass ich sie sogar in mein Herz schließe. Leider schaffen es vor allem diese, den "Menschenhasser" in mir zu wecken, indem sie mich belügen und betrügen, sobald sie mit gewissen anderen Leuten zusammentreffen. Blöd, dass ich sie dennoch gerne habe: ich genieße die Zeit mit ihnen und versuche dennoch ständig, darauf zu achten, was ich tue und sage. Da ist es einfacher, ihnen aus dem Weg zu gehen.

"Behinderte" sind da ganz anders! Irgendwie viel ehrlicher! Ich verbringe gerne Zeit mit ihnen. Allerdings schlaucht das auch.

(1980)

Seitdem meine Oma *Eleanor Roosevelt* zitierte: *"Es gibt keine Verpflichtungen, nur Entscheidungen."* schlafe ich besser. Denn es ist tatsächlich so: Es ist meine freie Entscheidung, ob ich bereit bin, die Konsequenzen zu tragen, wenn ich etwas unterlasse zu tun. Es gibt zwar viele Dinge, bei denen mir die Folgen mehr als unangenehm sind, doch allein der Gedanke, dass kein Zwang mehr besteht, tut mir gut. Natürlich stehe ich dann dazu, wenn ich etwas verweigere.

(1980)

Fange ich an zu reden, blende ich die Stimmen anderer aus. Zum einen kann ich mich dann besser auf mich und meine Gedanken konzentrieren. Zum anderen entgeht mir dadurch, was mein Gegenüber sagt.

Ergo: Ich höre besser, wenn ich schweige.

(1980)

Ich finde es interessant:

So viele Menschen in meiner Umgebung schauen immer wieder
über den Zaun, um zu bedauern, dass der Nachbar etwas besitzt,
was sie gerne hätten.

Andererseits:

Wenn es darum geht, dass er etwas hat, was ihnen weniger gefällt,
dann ignorieren sie es anscheinend.

Ich finde es wichtig zu sehen, was die anderen haben, um dann würdigen zu können, was ich besitze.

Meine Oma sagt immer:

"Ich jammerte, weil ich keine Schuhe hatte.

Dann sah ich jemanden, der keine Füße hatte."

(1980)

Als mein Papa nach dem Kochen die Küche wieder hinterließ, als ob
ein Taifun darin gewütet hätte und meine Mama sich natürlich bitter
darüber beschwerte, meinte er grinsend mit einem Schulterzucken:

"Ich komme klar, denn ein Genie beherrscht das Chaos."

Auf Nachfrage erzählte er mir von Albert Einstein.

Auch wenn ich manche Aktionen etwas derb finde, so begeistert er
mich. Er schien zu wissen was ihm wichtig war und stand auch dazu.

Ich werde (glaube ich) auch immer besser darin, auszusortieren, was
für mich wichtig ist. Schwierig finde ich, herauszuklamüsern, welche
Dinge gemacht werden müssen, damit ein breitgefächerter Weg, der
in die Zukunft führt, bestehen bleibt. Ebenfalls eine Hürde:

Erkennen, was unter dem Strich weniger Zeit und/oder Arbeit kostet.

(1980)

Ich verbringe gerne Zeit im Stall bei den Rindern. Erst recht, seitdem
ich mich um die Kälber kümmern darf. Ob jemandem ihr Aussehen
gefällt, ist Geschmackssache. Schade nur, dass sich viele auf Grund
des "plumpen" Körperbaus keine Mühe geben, den Charakter dieser
erfindungsreichen Tiere kennenzulernen. Auch sind sie sportlicher,
als sie wirken:

> Schon mal miterlebt, wie die springen und rennen, wenn sie nach
> dem Winter raus auf die Weide dürfen?!

Einen Menschen als "blöde Kuh" zu bezeichnen, empfinde ich als
Beleidigung dieser (stets zu einer Überraschung guten) Vierbeiner.

(1980)

Im Ballett haben wir ein Heft. Die Lehrerin buchstabiert uns die
Namen für die Schritte und Bewegungen und erzählt uns, wie es
geht. Dann macht sie es uns vor und wir versuchen es, so gut es geht,
nachzumachen. In den folgenden Stunden probieren wir es immer
wieder und sie verbessert uns. Danach müssen wir es noch üben.
Die komischen Namen sagt sie auch immer dazu. Wenn ich die beim
Üben selber laut mitspreche, dann kann ich sie mir auch nach einiger
Zeit merken. Wenn unsere Lehrerin sagt, was wir machen sollen,
dann kann ich manche schon automatisch ohne Nachdenken zu
müssen.

> Da sieht man sehr schön, wie lernen funktioniert.

(1980)

Ich höre mir gerne die Gedanken anderer an. Ich denke dann darüber genau nach und entscheide, ob sie mir helfen, mich und / oder meine Techniken zu verbessern. Nun gibt es Menschen, die räumen auf und putzen das Haus bevor die Putzfrau kommt. Es ist schade, dass sich manche so sehr von der Meinung anderer abhängig machen. Vor allem, da mir bisher noch keiner der Betroffenen einen Grund dafür nennen konnte.

(1980)

Natürlich haben meine Klassenkameraden die Nase gerümpft, als ich mal frisch aus dem Stall kam und keine Zeit gehabt hatte, mich vor der Schule zu duschen. Da ich ja den ganzen Morgen dort war, roch es für mich nur leicht.

So wie es aussieht, passt sich die Nase schnell an. Im Gegensatz zu den anderen Sinnen ignoriert sie nach einer Zeit schlechte Gerüche einfach. Ergo:

Für mich gilt die Nase als schwach.

Deshalb mache ich niemandem einen Vorwurf, wenn er selbst riecht oder mich darauf Aufmerksam macht, dass ich stinke.

Ich bin dafür, dass man sowas auf jeden Fall offen anspricht. Leider scheint dieses Thema sehr heikel zu sein, obwohl doch anscheinend alle Nasen so drauf sind

und somit die einzelnen Personen unschuldig sind.

(1980)

Meine Mama hat sich mal wieder über das Schnarchen von meinem
Papa beschwert. Natürlich habe ich vorgeschlagen, dass sie in zwei
verschiedenen Zimmern schlafen. Immerhin habe ich ältere Leute
kennengelernt, die das auch gemacht haben und sehr glücklich damit
waren. Gut, die hatten auch heiraten müssen und sich dann erst zu
respektieren und zu lieben gelernt. Doch das mit dem eigenen Raum
haben sie beibehalten. So konnte jeder in Ruhe schlafen und hatte
auch etwas, was ihm allein gehörte. So wie meine Höhle unter der
Eckbank, in die ich mich gerne ab und zu verkrieche.

Meine Mama hatte mir nach dem ersten Satz schon das Wort abge-
schnitten. Sie war so sehr empört. Oma meinte auch nur "das gehört
sich für manche Menschen einfach nicht." Das war mir neu, keine
Erklärung zu erhalten. Vielleicht hatte auch Oma mit Mamas Einstellung Schwierigkeiten, denn sie wohnt ja auch getrennt von ihrem
Freund.

     Ich hoffe, dass ich irgendwann einmal eine Antwort finde.

(1980)

Die Patin von meinem Papa macht gerne Kreuzworträtsel. Sie hat
sogar ein kleines Heftchen, in welches sie manche Lösungen ein-
trägt. Sie meinte, dass es ihr sehr viel Spaß macht. Und dass sie
damit ihr Gehirn fit hält. Sie erzählte auch von Leuten, die der
Beweis dafür waren, dass es so ist.

(1980)

Wenn sich meine Freunde über eine bestimmte Eigenheit oder Tat
eines Menschen extrem aufregen, dann ist es meistens, weil sie bei
sich diese Angewohnheit verleugnen. Es ist ja auch ein Trick dabei,
seinem Spiegelbild an die Nase fassen zu können. Kein Wunder also,
dass viele es vermeiden, sich "an die eigene Nase zu fassen" ...

(1980)

In so vielen Geschichten (ob Bücher, Filme, Serien etc.) werden
"Notlügen" zu riesigen Problemen. Auch scheint "Lügen" richtig
anstrengend zu sein:
  o man muss konzentriert bleiben, damit keiner was merkt,
  o man hat ständig Angst ertappt zu werden,
  o man erfindet weitere Lügen, um die erste zu untermauern
und bestimmt noch einiges mehr.
In meinem Freundeskreis haben viele die Erfahrung gemacht, dass
sogar kleine Notlügen höllisch wehtun können. Und das meistens
sehr lange. Und dann noch mit weiteren Folgen. Spätestens wenn
einem die Lügen auf die Füße fallen. Und oft tun sie eben dieses.

Die Wahrheit kann im ersten Moment auch unglaublich wehtun!
Doch immerhin heilen diese Wunden und solche Momente stärken
das Vertrauen in das Gegenüber und somit auch (in) die Beziehung.
Diese Erfahrung kennen ebenfalls viele in meinem Freundeskreis.

Und dennoch finden viele immer wieder Ausreden dafür, warum sie
nun doch lügen "müssen".
                    Diese stupide Unwilligkeit zu Lernen ist mir zu hoch.

(1980)

Die Adventszeit ist für mich eine ganz besonders schöne Zeit.

Die ganze Familie sitzt am Esstisch und bastelt Weihnachtsschmuck.

Oder wir spielen zusammen irgendwas. In jedem Fall führe ich lange Gespräche mit meinem Vater und lerne viel dabei.

Der Winter ist auch auf eine andere Art eine "besinnliche" Zeit.

Wie leicht kann ein unbedachter Schritt zum Fall führen.

Auch durch die Eisblumen am Fenster und die unterschiedlich aus-sehenden, fallenden Schneeflocken sagt jeder Winter zu mir:

"Sei kreativ!", "Mache neue Erfahrungen!" und vor allem:

"Schaue genau hin!"

(1980)

Wenn ich die älteren Damen besuche, dann stelle ich immer wieder fest, dass sie gerne Sachen aufheben, welche (falls sie kaputt gehen) notfalls repariert werden. Oft erzählen sie mir auch von ihren bereits verstorbenen Ehemännern und deren Macken. Ebenso sieht es wohl so aus, dass Ehepaare, die schon ewig zusammen sind, ihre Habe lieber kitten, statt sie zu entsorgen.

Wenn ich nun auf die Familien schaue, bei denen es kriselt und wo sogar von Scheidung die Rede ist, dann scheinen diese ständig Dinge weg zu werfen.

Ich sehe da einen direkten Zusammenhang.

(1980)

In der so besinnlichen Weihnachtszeit beginnt die Hektik. Man will sich Zeit für die Familie nehmen und endlich mal zur Ruhe kommen. Und dann hetzt man durch die Gegend, sucht Geschenke, dekoriert die Räume und plant das Essen (zu Hause und bei den Verwandten). Nun habe ich normaler Weise bis Anfang November spätestens alle Geschenke beisammen, da ich gleich was mache oder besorge, wenn mir etwas für jemanden einfällt. Somit brauche ich eigentlich nur in Ruhe dekorieren und beim Essen machen mithelfen, da meine Eltern sich um alles kümmern. Doch leider lasse ich mich von deren Hektik anstecken. Da diese Hektik ja durch Emotionen ausgelöst wird (wie die Angst, dass etwas unerledigt bleibt), denke ich, dass Gefühle (so wie gähnen) ansteckend sind. Vor allem negative.

(1981)

Hierarchien sind anscheinend das Grundgerüst mit dem wir Regeln priorisieren. Ich meine damit:

Je niedriger eine Person in unserer persönlichen Hierarchie steht, desto leichter scheint es uns zu fallen, von ihr "stammende" Regeln auszublenden, zu übertreten oder sogar mutwillig außer Kraft zu setzen.

(1981)

In der Bibel steht geschrieben: *"Wir gingen alle in die Irre wie Schafe, ein jeglicher sah auf seinen Weg."* (Jesaja 53,6)
In mir wurde dadurch der Wunsch bestärkt, auch mal neben meinen Weg zu schauen. Es ist erstaunlich, was man so am Wegesrand alles entdecken kann.

(1981)

Um das Leben genießen zu können, muss ich immer wieder bewusst
positive Seiten suchen und manchmal meinen Körper austricksen:

Ich tue so, als ob alles toll ist,

bis ich dann <u>weiß</u>, dass es wirklich so ist.

Ist das schon lügen?

Ich weiß doch, dass jedes Ereignis irgendwie einen Sinn hat und es
letztlich immer einen positiven Kern gibt. Nur weil meine Gefühle
mich erst mal runterziehen wollen und ich mich dagegen wehre ...

Ich versuche optimistisch zu bleiben.

Ich sehe es so:
Die Umwelt versucht mich zu belügen. Ich lasse mich manchmal
etwas einlullen und mache mir dann nur wieder die Wahrheit klar.

*"Siehe, ich sende euch wie Schafe mitten unter Wölfe; so seid denn
klug wie die Schlangen und ohne Falsch wie die Tauben."*

(Matthäus 10,16)

Dieser Satz sagt mir, dass ich stets ehrlich bleiben darf und muss,
während ich mich durch die Welt aus den Lügen anderer schlängle.

(1981)

Wenn jemand anders ist oder bestimmte Sachen kann, dann wird er verpönt, ignoriert oder gar vergöttert. Was passiert also, wenn ein hellhäutiger, goldblonder Mensch mit einem Flugzeug bei einem sogenannten "primitiven" Volk abstürzt? Diese kannten bislang nur ihre eigene Umgebung: dunkle Haut und Haare; keine "modernen Maschinen"; höchstens Kontakt zu Nachbarstämmen; das Fliegen war bestimmten Tieren vorbehalten.

Kein Wunder also, dass sie ihn für einen Gott halten.

Wenn nun auf einer abgelegenen Insel die Menschen die Zeit und die Möglichkeit hatten, sich auf ihr Wissen zu konzentrieren und sie sich deshalb schneller und anders weiterentwickelt haben?! Und weiter angenommen, dass sie einen Weg fanden, per Flugschiff zu reisen. Dann kann es doch passiert sein, dass sie zum Beispiel dem alten Griechenland einen Besuch abstatteten. Wie nennt man nun solche besonderen Wesen? Fremde? Götter? Dies könnte eine Erklärung dafür sein, dass dort der Götterglauben entstand.

(1981)

Unser Gehirn ist faul! Das ist meine Meinung.

Denn wann immer möglich, versucht es einen Autopiloten zu entwickeln. Ich meine: So wie ein Flugzeug von selbst fliegen kann, kann unser Körper ohne genaue Befehle bestimmte Sachen machen.

Unsere Aufgabe dabei ist, darauf zu achten,
dass unser Hirn die richtigen Abläufe automatisiert.

(1981)

Wenn ich am Wochenende oder in den Ferien bei meiner Großmutter bin, dann gehen wir gerne spät ins Bett und stehen spät auf. Wenn wir vorhaben im Hause zu bleiben, dann kommt es auch vor, dass wir unsere Bettwäsche in das Wohnzimmer bringen. Wir lümmeln dann den ganzen Tag in unseren Nachthemden auf dem Sofa rum und spielen Karten, lesen uns etwas vor oder schauen fern.

Zuhause bei meinen Eltern ist es selbstverständlich, dass ich mich anziehe. Meine Mutter ist stets darauf bedacht, gut auszusehen. Es kann ja sein, dass überraschend Besuch kommt oder man schnell aus dem Haus muss.

Daher war meine Mutter sehr irritiert, als sie mich vor kurzem viel zu früh von Oma abholen kam und ich ihr die Türe im Nachthemd öffnete. Ich brauchte etwas, bis ich verstand, weshalb es für sie so ungewöhnlich und unverständlich war.

Denn:

    Ich hatte einfach (bei dem was mir vorgelebt wurde) mitgemacht.

(1981)

Meine Freundin hat sich neulich beschwert, dass ich vergesslich bin. Es stimmt. Deshalb schaue ich, dass ich mir alles gleich aufschreibe. Wenn ich es aufgeschrieben habe, muss ich es nur an meine Wand mit meinen Wünschen, Ideen und Aufgaben platzieren. Dann habe ich es immer vor Augen und darf es auch vergessen. Und jedes Mal, wenn mein Blick die bunten Zettel streift, werde ich an das erinnert, was ich noch machen will. Ohne viel nachdenken zu müssen, kann ich dann eins oder mehr erledigen.

    So halte ich meinen Kopf auch zum Beispiel fürs Lernen frei.

(1981)

Leider treffe ich viele Menschen, die in ihrer eigenen Welt festsitzen.
Sie blicken schon mal über den Tellerrand, doch die gewohnte Umgebung bietet nun einmal mehr Sicherheit. Wenn das "Neue" dann
irgendwann "Normal" wird, dann ist es auch für sie (manchmal) ok.

Ich gehe gerne auf die Felder und verlasse dabei oft die vorhandenen
Wege. Hier kommen noch einige (zum Blumenpflücken) mit. Wenn
ich dann einen Abstecher in den Wald mache, bin ich oft alleine.

Ja, hier kann man sich verlaufen.
Und ja, es gibt hier Stolperfallen und sogar Dornen.

Doch wie soll ich den Waldabschnitt kennen lernen,
wenn ich mich immer nur am Waldrand herumdrücke?

(1981)

Ich habe mal mit meiner Freundin den Zaun ihres Papas gestrichen.
Das hat Spaß gemacht ... bis mein Papa kam und schimpfte, dass bei
uns auch gestrichen werden müsste.

Später einmal wurden wir geschimpft, weil wir auf der Straße Nüsse
vom Nachbarn aufgesammelt hatten. In unserem eigenen Garten
stand nämlich ebenfalls ein großer Strauch.

Tja:
Das Erste war stets meine freie Entscheidung.
Das Zweite war eine auferlegte Pflicht.

(1981)

Liebe, Zuneigung, Aufmerksamkeit. Das alles kann nur verschenkt werden. Andernfalls fragt man sich der Empfänger wohl immer, ob es "ernst gemeint" ist.

(1981)

Anfangs hat sich meine Mama immer beschwert, dass ich öfter mal spät von der Schule nach Hause komme. Inzwischen ist es wohl ok für sie. Ich verbringe meine Zeit gerne mit den älteren Damen und Herren unseres Dorfes. Da lerne ich viel. Und manchmal kann ich ihnen auch helfen, indem ich zum Beispiel ihre Einkäufe trage. In jedem Fall glaube ich, dass wir beide einen Nutzen daraus ziehen:

Eine schöne Zeit!

(1981)

Menschen scheinen wie Wölfe zu sein:

o Einige geben den Ton an

o Einige wollen den Ton angeben

o Einige wollen einfach nur folgen und sich geborgen fühlen

Trotz der unterschiedlichen Vorzüge, sieht es für mich so aus, als ob sich die Wölfe alle respektieren. Selbst, wenn einer mal den Alpha herausfordert. Dadurch funktioniert wohl ihre Gemeinschaft.

Menschen verhalten sich leider sehr oft respektlos. Vor allem den "Untergebenen" gegenüber. Da frage ich mich, wie ich jemanden respektieren soll, der ständig auf den "Schwächeren" herumhakt.

(1981)

Wie jeder Mensch habe ich Stärken und Schwächen. Ich denke, dass es im Leben darum geht, seine Talente zu fördern und auch an seinen Fehlern zu arbeiten. Wenn ich frei nach 5. *Mose 16,17* gehe: *"Ein jeder gebe, was er geben kann ..."*, dann gibt es keinen perfekten Menschen. Wichtig ist nur, dass ich immer <u>mein</u> Bestes gebe.

Wenn ich feststelle, dass jemand besser ist, dann freue ich mich: Ich kann vielleicht noch besser werden, als ich schon bin. Oder ich kann es demjenigen überlassen und mich auf etwas anderes konzentrieren.

Beide Male habe ich noch dazugelernt.

(1981)

Ich merke mir etwas leichter, wenn ich eine Eselsbrücke habe. Zum Beispiel konnte ich mir schnell ein paar wenige japanische Schriftzeichen merken, die mir meine Mutter anhand von Bildern erklärte:

川 = Fluss, 山 = Berg, 木 = Baum, 林 = Allee, 森 = Wald, usw.

In meinen Japanisch-Lernbüchern werden oft Bilder als Hilfsmittel verwendet, damit man sich leichter die Schreibweise von Zahlen oder Zeichen merken kann. Zum Beispiel ist dort ein Schwan gemalt und dick und fett in dem schwimmenden Vogel steht eine Zwei. Ein anderes Bild ist ein Laubbaum, in welchen das Zeichen für "Baum" gemalt wurde.

(1981)

Meine Mama hat erzählt, dass ich Steine sammle seit ich laufen und
sie greifen kann. Man kann so viel mit ihnen machen: sie einfach anschauen, Bilder legen, anmalen, Beschriften und als Hinweisschilder
verwenden, aufhäufen, zum Spielen verwenden und noch viel mehr.
Erwachsene bauen aus Steinen Brücken, Dämme, Mauern, Gehwege
und sogar ganze Burgen. Ich glaube auch für Tunnel kann man sie
nehmen und bestimmt noch für viele andere Sachen.

Als ich das erste Mal hörte, dass das Leben einem Steine in den Weg
legt, dann dachte ich gleich: "Toll: Bau- und Bastelmaterial!"

Seither versuche ich meine "Lebenssteine" dazu zu verwenden, mir
eine Brücke zu bauen, mit der ich über die Stromschwellen komme.
Manchmal baue ich auch einen Turm, um alles von oben sehen zu
können. Auch eine Mauer habe ich schon probiert. Doch die musste
ich wieder niedriger machen, da sie mir den Blick versperrt hat.

(1981)

Immer dieser Aufruhr um Geburtstage. An solchen Tagen (wie auch
Ostern und Weihnachten) rechnet man schon fest mit Geschenken.
Ich versuche meinen Eltern und meiner Oma, auch "einfach so" ein
Geschenk zu machen. Ich habe das Gefühl, dass sie sich dann viel
mehr freuen. Da fällt mir *Mark Twain* ein. Der sagte wohl mal: *"Das
Geheimnis des Glücks ist, statt der Geburtstage die Höhepunkte des
Lebens zu zählen."* Letztere kommen ja auch noch viel häufiger vor.
Man muss nur genau hinschauen. Wobei ich statt vom "Leben" lie-
ber vom "Tag" spreche. Da finde ich schon viele tolle Momente.

(1981)

Wenn bei uns jemand klingelt der sich über die Bibel unterhalten möchte, dann lässt mein Papa ihn gerne rein. Mit seiner Bibel hört er sich an, was der Besucher zu sagen hat. Gerne widerlegt er dann die Interpretationen der Bibel-Zitate mit anderen Stellen aus der Bibel.

Da dieses Buch von vielen Menschen niedergeschrieben wurde, ist dies ein Leichtes: Jeder einzelne hatte seine persönliche Sicht- und Ausdrucksweise. Überdies ist es ohnehin schwer oder gar unmöglich, etwas so zu formulieren, dass es keinen Interpretationsspielraum gibt.

Nur ein Beispiel:

"Seid fruchtbar und mehrt euch und füllt die Erde und macht sie euch untertan und herrscht ..." (1.Mose 1,28)

Damals hatte der Mensch noch keine so zerstörerischen Mittel zur Verfügung. Heute geben diese Worte manchen das Recht, die Erde zu zerstören, da sie uns doch "untertan" ist.

(1981)

Erwachsene zeigen sehr deutlich ihre Freude an Siegen und ihren Kummer an Niederlagen. Besonders deutlich sehe ich es, wenn ich Menschen bei Sportveranstaltungen beobachte.

Kein Wunder also, dass wir Kinder denken:

"Gewinnen ist gut; Verlieren ist schlecht!"

(1982)

Wenn etwas Schlechtes passiert ist, dann benennen Menschen immer
schnell einen Schuldigen. Es scheint egal zu sein, was das für Folgen
hat. Hauptsache, man selbst ist (erst einmal) aus dem Schneider.

Ich tue mich hart damit. Ich stehe zu meiner Schuld. Weder abwäl-
zen, noch ignorieren oder gar verleugnen hilft mir, mich zu verbessern. Wenn ich Fehler entdecke, dann schaue ich erst, dass keiner
unter den Folgen leiden muss. Danach versuche ich zu verstehen,
wie es dazu kam.

(1982)

Der Ausdruck "Elefantengedächtnis" kommt von der erstaunlichen
Fähigkeit des Elefanten, sich etwas auch über einen sehr langen Zeitraum zu merken. Wie es scheint, verknüpft er die Sinneseindrücke
miteinander. Ich habe es ausprobiert:
Wenn ich mir etwas merken will, dann versuche ich es über mehrere
meiner Sinne zu wahrzunehmen. Zum Beispiel:

o Ich versuche etwas in Bildern darzustellen, was ich gelesen oder
   gehört habe, statt es einfach nur aufzuschreiben;
o Ich versuche ein Gedicht mit Gesten nachzuspielen, während ich
   es laut aufsage, statt es einfach nur wieder und wieder zu lesen;
o Ich versuche einen Ort mit geschlossenen Augen zu riechen und
   zu hören und zu spüren, statt ihn nur zu sehen;

Ja, ich habe das Gefühl, dass es Zeit kostet. Doch bislang hat mich
das Ergebnis nur positiv überrascht. Und letzten Endes habe ich Zeit
gespart, da ich weniger lang in meinem Gedächtnis kramen musste
oder gar ein Nachschlagewerk zu Hilfe ziehen musste.

(1982)

Man hat mir beigebracht, immer die Meinung anderer zu erfragen und sie anzuhören. Wir haben dafür extra zwei Ohren. Danach sollte ich genau abwägen, was ich mit den Informationen anstelle. So habe ich viel lernen können.

In letzter Zeit gab es nun viele Aussagen, die mich zunächst irritierten. Sie klangen so falsch. ... Und dann habe ich endlich wirklich verstanden, warum auch solche wichtig sind:

Ich lerne von ihnen viel über den Menschen an sich.

Also: Selbst wenn ich eine Meinung oder gar einen Menschen für dumm halte, kann ich von ihnen lernen. Ich muss nur genau zuhören und dann gründlich genug forschen.

(1982)

Ich habe etwas Interessantes in der Bibel entdeckt: *Matthäus 6,26*: *"Seht die Vögel unter dem Himmel an: sie säen nicht, sie ernten nicht, sie sammeln nicht in die Scheunen; und euer himmlischer Vater ernährt sie doch. Seid ihr denn nicht viel mehr als sie?"* und: *"Es ist umsonst, dass ihr früh aufstehet und hernach lange sitzet und esset euer Brot mit Sorgen; denn seinen Freunden gibt er's im Schlaf." (Psalm 127,2)* Schön finde ich auch die Geschichte der Wichtelmänner, die einem armen und dennoch redlichen Schuster heimlich helfen.

Diese und weitere Texte sind gute Ausreden zum Faul sein. Wobei sie immer ein gutes und ehrliches Herz voraussetzen.

(1982)

Immer wieder höre ich von Menschen, die unerwartet sterben. Dies
kann durch einen Unfall sein, aber auch durch eine plötzliche Krankheit. Daher meint meine Oma immer *(aus der Bibel?)*:

> *"Freu dich, wenn du einen Glückstag hast. Und wenn du einen*
> *Unglückstag hast, dann denke daran: Gott schickt dir beide,*
> *und du weißt nicht, was als Nächstes kommt."*

Ja, das Leben ist voller Überraschungen. Und es ist, im Vergleich
zum Alter unserer Erde, sowieso schon verdammt kurz. Daher sollte
man, statt seine Zeit mit jammern und motzen zu verschwenden, das
Gute suchen und daran glauben, dass das andere aus gutem Grund
geschieht. (Bisher war es auch tatsächlich immer so.)

Also ich genieße den Augenblick, den ich hier verbringen darf!

(1982)

Es scheint mir, als ob Menschen ihre eigene Erfahrung, und somit
ihre Gefühle, auf ihr Gegenüber projizieren. Dabei sind sie sonst so
stolz darauf, dass "jeder Mensch anders ist".

Sie sprechen aus ihrer eigenen Intension und Emotion heraus und der
Zuhörer versteht es mit seiner eigenen Intension und Emotion. Wenn
die Körpersprache und Tonlage des anderen dann unstimmig zum
Gehörten ist, dann erst denkt der ein oder andere vielleicht darüber
nach, ob es anders gemeint sein kann.

Am Schlimmsten ist es beim Schreiben. Da hat man ja keine Hilfe-
stellungen. Wann kann die Meinung des Lesers der des Schreibers
nahe kommen? Wer kann denn wirklich seine eigene Meinung aus-
blenden und sich hundertprozentig in den anderen hineinversetzen?

(1982)

Wenn sich ein Ablauf in unserem Leben immer wieder wiederholt,
dann hören wir zunehmend auf, darüber nachzudenken.

"Wir machen einfach."

Auch wenn ich immer zur gleichen Zeit morgens aufstehe, dann
wache ich ohne Wecker in dem Zeitraum auf. Da scheint es logisch,
dass das Leben einfacher wird, wenn gewisse Dinge automatisch
geschehen.

Dies bedeutet für mich (paar Minuten hin oder her):
   o immer zur gleichen Zeit aufstehen (egal ob Schule oder frei)
   o immer zur gleichen Zeit in den Stall gehen
   o immer zur gleichen Zeit frühstücken
und so weiter
einschließlich der "Bett-fein-machen-" und "zu-Bett-gehen-" Rituale
                    immer zur gleichen Zeit
                    immer auf dieselbe Art

Natürlich stören manchmal äußere Umstände meinen (Zeit-)Ablauf.
Wenn wir zum Beispiel irgendwo zu Besuch sind, wird es spät. Dann
beginne ich zur "Schlafenszeit" zu gähnen. Doch scheint es, dass das
Gehirn sich auch die Art merkt, wie ich etwas mache. Da ich ja noch
keine "Bett-Rituale" beginne, bleibe ich eben noch wach. Sobald die
Routine startet, wird mir wohl die zeitliche Verzögerung verziehen
und ich schlafe schnell ein. Solche Ausreißer scheinen auch notwendig zu sein. Wichtig ist halt die Grundtendenz.

(1982)

Die Bibel fordert an einigen Stellen wie *1.Timotheus 5,1-2* Anstand anderen gegenüber. Auch ich sehe Respekt als wichtigen Faktor in unserer Welt an. Doch auch mir kann der Geduldsfaden reißen. Und wenn man mir absichtlich mehrmals auf die Füße tritt, dann halte ich es lieber mit dem Auszug aus *Jesaja 51,12:*

> *"Wer bist du denn, dass du dich vor Menschen fürchtest, die doch sterben, und vor Menschenkindern, die wie Gras vergehen,"*

(1982)

Immer wenn ich etwas essen muss, was ich eklig oder ungenießbar finde, schaue ich über den oberen Tellerrand. Wenn dort ein Löffel für den Nachtisch liegt, erleichtert mir die Vorfreude darauf, diesen Fraß herunter zu bekommen.

Genauso ist es mit dem Leben: Der Blick über den Tellerrand kann mir Hoffnung geben und hilft mir Vorzüge zu erkennen oder gar die Dinge zu finden, welche mein Leben versüßen.

(1982)

Der Mensch spiegelt (unbewusst) das Verhalten anderer Menschen, wenn Sympathie und / oder gar Liebe im Spiel ist. Daher ist es nur verständlich, dass wir Kinder unsere Nächsten nachahmen.

Schlussendlich sagt mir das, dass Taten wichtiger als Worte sind. Vor allem, wenn die Worte im Widerspruch zu den Taten stehen.

(1982)

Schon in der Bibel steht geschrieben *(Jakobus 1,19)*:

"*... ein jeglicher Mensch sei schnell zu hören,*
langsam aber zu reden und langsam zum Zorn ..."

Ich habe meine Auslegung davon ausprobiert und festgestellt:

o "*... schnell zu hören ...*"

Je besser und genauer ich zuhöre, desto mehr erfahre ich.

Dies gilt auch für meine Selbstgespräche.

Wichtig dabei:

An den richtigen Stellen die richtigen Fragen stellen.

o "*... langsam aber zu reden ...*"

Je weniger ich plappere, sondern bewusst meine Worte wähle,

desto mehr erfahre ich. Bzw.:

Je schneller ich rede, desto weniger denke ich dabei (nach).

Wichtig dabei:

Sich selbst ausbremsen (und somit auch: sich zuhören).

o "*... langsam zum Zorn ...*"

Je schneller ich das Gefühl des Zorns in den Griff bekomme,

desto früher kann ich wieder klar denken.

Hilfreich dabei:

Dieses überwältigende Gefühl im Keim ersticken.

(1982)

Auch ich habe hin und wieder Angst. Doch ab und zu ist mir etwas
so wichtig, dass ich den Mut finde, es dennoch zu tun.

Nach meiner Meinung konnte der Urmensch damals nur überleben,
wenn er Angst und Mut gut abwog:

Wenn sich große gefährliche Tiere in der Nähe herumtrieben, dann
brachte es wahrscheinlich wenig, sich zitternd zu verkriechen (und
auf lange Sicht dann zu verdursten).
Für ebenso unklug halte ich es, sich übermütig alleine in den Kampf
zu stürzen.

(1982)

Es gibt Menschen, die für ihre Ausreden die Bibel heranziehen.
Ein Beispiel: *(Lukas 12,48)*
"... Denn welchem viel gegeben ist, bei dem wird man viel suchen;
und welchem viel befohlen ist, von dem wird man viel fordern."
wird gerne als Ausrede genommen, dass man keinen Besitz braucht.
Denn: Bei dem, der viel hat, lohnt sich ja ein Einbruch.
Auch für eine Lernverweigerung bieten sich diese Zeilen an:
Wer wenig Wissen hat, von dem werden keine Meisterleistungen
gefordert. Und so weiter.

Ich gebe gerne.

Daher habe ich auch kein Problem damit,
Wissen und Besitz zu häufen und meine Talente zu fördern.

(1982)

Dieses Jahr habe ich eine sechs in Mathe bekommen, obwohl meine Lösungen größtenteils richtig waren. Man teilte mir mit, dass ich die Zahlen falsch geschrieben hatte. Ich verwendete eben zum Schreiben der Zahlen den japanischen Standard, statt den deutschen. Also fehlt zum Beispiel bei der Eins der Aufstrich, bei der Sieben der mittlere Strich und bei der Neun der untere Bogen. Mein Papa ging also auf die Barrikaden und die Note wurde geändert. Leider musste ich dann "um des lieben Friedens willen" in Zukunft "richtig" schreiben.

Doch was ist nun "richtig"? Mir gefällt die japanische Schreibweise besser. In Japan wäre sie ja auch "richtig". Was wohl passiert wäre, wenn ich den römischen Standard mit seinen vielen Strichen und X-en verwendet hätte? Ich finde diese Engstirnigkeit lästig. Denn es ist doch was Schönes, dass es zu vielen Dingen unterschiedliche Standards gibt.

Menschen haben eben auch unterschiedliche Geschmäcker.

(1982)

Ich verstehe ja, dass gewisse Positionen voraussetzen, dass man die Personen, die diese Arbeit machen, respektiert. Erzieher, Vorgesetze, Firmeninhaber, Pfarrer, Lehrer und so hätten sonst wahrscheinlich keine Chance.
Die von manchen verbreitete Angst vor dem, was sie mit ihren "Untergebenen" machen können, ist allerdings etwas ganz anderes als die Wertschätzung ihrer Position.

Leider verwechseln das einige.

(1982)

Papa hatte mir eine Box mit Aufkleber-Tütchen und dazu für mich und meine Freundin ein Heft mitgebracht. Ich hatte sie mit der Box allein gelassen und danach festgestellt, dass ganz viele Tüten fehlten. Natürlich habe ich sie jetzt schon mehrmals nach den Aufklebern gefragt. Leider hat sie mich immer angelogen. Warum?!

Ich meine:

Sie ist gut darin und dennoch merkt man, dass sie lügt. Ich finde, dass man es allen Menschen ansieht: am Blick, an der Körperhaltung, an der Art, wie sie sprechen und so. Man muss halt genau hinschauen und es auch sehen wollen. Ja, sie hat mich schon oft belogen und uns sogar in Schwierigkeiten gebracht. Und ja, ich nenne sie immer noch "Freundin", da ich hoffe, dass ich herausfinde, warum sie es tut. Es scheint ja wider unserer Natur zu sein. Ich ärgere mich schon manchmal ein bisschen, dass ich da noch immer im Dunkeln tappe.

(1982)

Wenn ich mir die Meinungen anderer anhöre, dann lerne ich viel: über die Menschen, Gefühle und anderes. Doch auch ich vergesse manchmal, dass diese Aussagen erst bewertet werden müssen. Oft genug kommt es vor, dass sie nämlich durch ein Gefühl beeinflusst wurden. Es kann also sein, dass die Person im nächsten Moment schon wieder ganz anders denkt. Hinzu kommt, dass man Worte so leicht missverstehen kann.

Daher ist es ja so wichtig, Fragen zu stellen.

(1982)

Ok! Manche Menschen wollen tatsächlich an ihren alten Methoden und Denkweisen festhalten.

Verstehe wer will: Warum?!

Vor allem, wenn sie sich damit selbst Ärger einhandeln.
Zum Teil immer und immer wieder.

Noch weniger verstehe ich die, die sehen, dass andere darunter leiden und letztendlich geschädigt werden. Spätestens wenn andere involviert sind, muss ich mich doch ändern, oder?!

Na gut, sie schaden auch sich selbst, ohne es zu sehen oder gar sich zu ändern. Somit ist es vergebene Liebesmüh, zu versuchen, diese Menschen aufzuwecken. Sie wollen blind bleiben. Vielleicht auch, weil sie sich dann zu große Vorwürfe machen müssten.

Ergo: Geduld! Und:

Ich muss mir angewöhnen, auf *Charles Darwins* Schlussfolgerung zu vertrauen, dass der findigste / am schnellsten anpassungsfähigste überlebt. Die "Unbelehrbaren" werden also irgendwann aussterben.

Und wieder: Nur Geduld!!

!!! Ich brauche mehr Geduld !!!

(1983)

Ich habe festgestellt, dass es einen Unterschied macht, ob ich eine
Sache erledige, streiche oder abhake:

o Abgehaktes steht immer noch auf dem Plan

o Gestrichenes ist zwar schwerer lesbar, steht aber auch noch da

o Erledigtes ist weg / tot / vernichtet. Eben: erledigt

Ergo:

Wenn ich Platz auf meiner Tafel und somit auch in meinem Kopf
schaffen möchte, dann ist es wichtig, dass ich Aufgaben erledige,
mich über meinen Sieg freue und sie dann entferne.

Denn nur dann sind sie tatsächlich weg!

(1983)

Da ist ein Feld voller Früchte, die geerntet werden wollen.

(a) Es gibt Menschen, die blicken über das Feld und denken sich:
    "Ach du Sch...!" und fangen das Lamentieren über Methoden an,
    welche die Arbeit erleichtern könnten. Oder über andere Dinge.

(b) Es gibt Menschen, die blicken über das Feld und denken sich:
    "Ach du Sch... wo soll ich da anfangen?" und überlegen einen
    Plan zum sinnvollen Start / Vorgang. Daran halten sie sich auch.

(c) Es gibt Menschen, die blicken über das Feld und sagen sich:
    "Okaayyy ... ist schon viel ... Na, dann fange ich gleich hier mal
    an und sehe wie weit ich komme."

Wer schafft es wohl mehr Früchte zu ernten?
Ich bin überzeugt davon, dass die Zeit dabei keine Rolle spielt.

(1983)

Wenn ich mich umsehe, finde ich einige Menschen, in deren Zimmer das sogenannte Chaos herrscht.

Mal offensichtlich.   Mal im Schrank versteckt.

Manche finden auf Anhieb, was sie wollen.

                                       Andere suchen verzweifelt.

Manche beherrschen also ihr Chaos und andere werden beherrscht.

So wie die Menschen, ist auch jede Unordnung anders. Von der Entstehung bis hin zur Verteilung. Daher kann sich selbst ein Genie nur in seinem eigenen Gewirr tatsächlich zurechtfinden.

Interessant finde ich, dass manche dieses Durcheinander zu brauchen scheinen. Sie haben das, was sie brauchen, sofort griffbereit. Wenn dann mal jemand für Ordnung sorgt, dann beginnt erst die Sucherei. Ich denke, dass sie einfach so viele Sachen besitzen oder sie so viele unterschiedliche Dinge fast zeitgleich benötigen, wodurch das Wegräumen in Schränke hinderlich oder gar unmöglich ist. Vielleicht ist auch nur ihr Gehirn so trainiert, dass es auf- und wegräumen auf eine eigene Art unterscheidet: aufräumen = Sachen liegen an ihrem Platz (wo auch immer der günstigste ist); wegräumen = Sachen befinden sich dann außerhalb der Reichweite, denn sie sind ja "weg".

Jedenfalls: Mit dem von ihnen entwickelten Konzept, arbeiten sie am effektivsten.

So wie jeder andere Mensch auch ...
        wenn er erst einmal eine Methode gefunden hat, die zu ihm passt.

(1983)

Auch wenn ich Aussagen wie in *3.Mose 19,32:*

"Vor einem grauen Haupt sollst du aufstehen und die Alten ehren;..."

als wichtig für unser Zusammenleben ansehe, bezeichnen mich gewisse Menschen als respektlos.

Ich finde, dass dies dann auf Gegenseitigkeit beruht.

Wie soll ich jemanden ernst nehmen, der mich in keinster Weise respektiert. Auch wenn ich "nur ein Kind" bin, so kann man mich dennoch wertschätzen.

(1983)

Das menschliche Gehirn hat wohl mehr Zellen und Nervenbahnen als das jedes anderen Lebewesens auf Erden. Der gespeicherte Inhalt (und auch die Art und Weise der Verwendung der Informationen) ist allerdings abhängig von dem Eigentümer.

Ich denke da an ein Bücherregal: Ich kann es z.B. mit Fachliteratur, Romanen oder Bilderbüchlein füllen. Ich kann es auch leer lassen.
Die Art und Anzahl des Inhalts dieser Ablage ist kein Hinweis auf mein Wissen oder gar meine Fähigkeit, das Wissen einzusetzen.

Denn:
Was nutzt ein Raum voller Bücher, wenn sie keiner aufschlägt, liest und sich mit deren Inhalt befasst?

(1983)

Das zweite "Theaterspieljahr" ist bald geschafft. Es läuft inzwischen wirklich gut. Ich hatte viel weniger Ärger als im ersten Jahr und bin wieder zufriedener. Die größte Hürde war, zu verinnerlichen, dass es kein Lügen ist. Ich stehe zu mir und habe meine Meinung, doch ich drücke das niemanden rein. Wenn jemand fragt und sich tatsächlich interessiert, dann sage und zeige ich ihm die Wahrheit.

Ich finde es schade, dass
die Wahrheit in dieser Welt einen Schleier tragen muss.

Doch anders wird man zerfleischt.

(1983)

Heute fiel mir wieder auf, dass es viele Wörter gibt, welche dasselbe oder zumindest etwas ähnliches bedeuten.

Andererseits besitzen z.B. die Griechen wohl viele Bezeichnungen für "Liebe", während es bei uns irgendwie nur dieses eine gibt. Wir umschreiben dann, welche Form der Liebe wir meinen.

Da fällt mir wieder meine alte Frage ein:
"Was bedeutet das Wort "Gott" eigentlich?"
? "Überlegener Fremder" ?

Oder anders herum:
"Wie kann ich einen "überlegenen" Fremden bezeichnen?"

(1983)

Also wenn ich zum Beispiel von der Schule nach Hause laufe, dann schaue ich hauptsächlich vorwärts und "überprüfe" meinen Weg auf Hindernisse und Besonderheiten. Stolpern ist doof und Baustellen können mich zu einem Umweg zwingen.

Manchmal blicke ich zurück (weil ich zum Beispiel etwas gehört habe oder ich das Gefühl hatte, dass da "etwas ist" oder einfach nur um zu sehen, wie viel ich schon geschafft habe).

Manchmal bleibe ich kurz stehen (damit mich zum Beispiel jemand ein- oder überholen kann oder einfach nur, um mich auszuruhen).

Manchmal überlege ich, welchen Weg ich heute gehe (zum Beispiel den kürzesten Weg oder den, der mich bei xy vorbei führt).

Manchmal sehe ich jemanden oder etwas und passe spontan meine Pläne an die neue Situation an (wie z.B. einer Dame die Einkäufe nach Hause tragen oder doch bei einer Freundin übernachten, um mit ihr zu lernen).

Ich behalte also im Kopf, dass jederzeit aus jeder Richtung etwas Einfluss auf mich nimmt bzw. nehmen kann. Das ist ok und normal. Mein Blick bleibt dabei immer hauptsächlich AUF meinem Weg.

Und so, wie ich von der Schule nach Hause laufe,
so laufe ich auch meistens durch mein eigenes Leben.

(1983)

Ich halte mich gerne im Hintergrund auf. Einerseits gibt es genug
andere, die wie die Motten das Rampenlicht suchen. Andererseits ist
dies ein guter Posten zum Beobachten.

Mich nervt es, dass man mir sagt, dass ich mehr aus mir herauskom-
men soll und es keinen Grund gäbe, sich ängstlich in eine Ecke zu
drücken.

Letztendlich gehört anscheinend mehr Mut und Stärke dazu, im
Hintergrund zu bleiben als sich nach vorne zu drängeln.

(1983)

Ich habe Schwierigkeiten mit der Einstellung:

"Ein Sieg ist ein Sieg, egal wie stark der Gegner war."

Kinder, welche so erzogen wurden, scheinen mit Vorliebe auf den
vermeintlich Schwächeren herum zu hacken.

Ebenso geht es mir mit:

"Siegen um des Sieges Willen."

Dabei steht schon bei *Matthäus 16,26*:

„Was hülfe es dem Menschen, so er die ganze Welt gewönne und
nähme Schaden an seiner Seele? ..."

❄ 44 ❄

(1983)

Das Leben kann von heute auf morgen zu Ende sein. Die Welt hat
aber so viel zu bieten. Ist es verkehrt, wenn man gewisse Dinge
anderen vorzieht? Jeder Mensch tickt etwas anderes. Darauf sind sie
auch alle stolz. Und dennoch scheinen sie zu ignorieren, dass genau
deshalb auch unterschiedliche Vorlieben existieren. Der eine mag es,
wenn Mädchen brav mit Puppen spielen und der Mutter helfen. Der
andere möchte, dass auch Mädchen sich mal dreckig machen und
sich vom Rockzipfel losreißen. Und ich mag es, ich selbst zu sein.
Dazu gehört auch mal einfach nur die Seele baumeln zu lassen, um
mich in der hektischen Zeit wiederzufinden.

(1983)

Wenn jemand ohne richtigen Halt nur so durch das Leben stolpert,
dann kann ihm sehr wohl geholfen werden. Schwierig ist dabei, die
Grenze zwischen HELFEN und ABNEHMEN zu ziehen:

Natürlich es ist einfacher, (Hilfebedürftiger:) "andere machen zu
lassen" bzw. (Hilfebietender:) "vor langen Erklärungen, es gleich
selbst zu machen". Doch in solchen Fällen beobachtete ich immer
dasselbe Ergebnis:
Sobald der "Helfer" sich wieder zurückzog, war nach kurzer Zeit der
"Hilfe annehmende" noch haltloser als vor der gut gemeinten "Hilfe"
und stolperte somit noch mehr durchs Leben als zuvor.

Für mich bedeutet das (unter anderem):

Erst wenn man es selber probiert, kann man lernen es einzusetzen!

(1983)

Irgendwie ist immer davon die Rede, dass Gleichberechtigung nur gerecht sei. Ich habe Schwierigkeiten damit, dies gleichzusetzen.

Zum Beispiel wenn Süßkram aufgeteilt wird:

o gleichberechtigt: jeder erhält gleich viel

o gerecht: jeder erhält so viel, wie im zusteht

Mit "zusteht" meine ich beispielsweise:

Wenn einer die Bonbons beim Faschingszug aufsammelt, dann finde ich es gerecht, wenn dieser sie dann auch nach seinem Ermessen verteilt. Oder wenn jemandem etwas mehr schmeckt, dann kann er doch auch mehr erhalten?! Vor allem wenn ein anderer es weniger mag.

In jedem Fall, der mir einfällt, finde ich die Gerechtigkeit wichtiger als die Gleichberechtigung. Und auch in der Bibel heißt es so schön:

"lernet Gutes tun, trachtet nach Recht, helfet dem Unterdrückten, ..."
"Was recht ist, dem sollst du nachjagen, auf daß du leben mögest ..."
(Jesaja 1,17 und 5. Mose 16,20)

(1983)

Meine Oma sagt gerne: *"Wie man in den Wald hineinruft, so hallt es heraus."* Dies gilt für so vieles. Beim Respekt ist es etwas anders: Merken wir, dass ein anderer uns ignoriert oder gar verachtet, dann verhalten wir uns ihm gegenüber ebenso. Wir verweigern aber auch Menschen unsere Wertschätzung, wenn wir denken, dass sie (weit) "unter uns stehen". Aussagen wie "unter meiner Würde" fallen mir da ein. Was gibt uns eigentlich das Recht, so überheblich von uns selber zu denken?

(1983)

Einen geliebten Menschen zu verlieren, ist immer schwer. Wahrscheinlich besonders dann, wenn es ohne Vorwarnung passiert. Und
dann sind sie alle da: Alle Gefühle scheinen eine Party zu feiern.

Die Liebe (zu dem Menschen) tanzt mit dem Hass (darüber, dass er
gewagt hat, uns alleine zu lassen). Die Angst (wie die Welt wohl
ohne ihn aussieht) tanzt mit der Abscheu (darüber, wie man solche
eigennützigen Gedanken überhaupt haben kann). Und die Trauer
(um den Verlust und vielleicht verpasste Gelegenheiten) steigt ständig der Freude (dass man den Menschen überhaupt kennenlernen
durfte und darüber, welche schönen Momente man gemeinsam hatte)
auf die Füße. Ihren Namen rufend springt aus der Ecke immer wieder mal die Überraschung (über diese veränderten Umstände) und
erschreckt damit den ein oder anderen. Und die Verachtung (der klar
ist, wie das alles so kommen konnte) hängt an der Bowle-Schüssel
und schreit hin und wieder Schuldzuweisungen in den Raum.

Wenn ich alle gleichzeitig versuche anzusprechen, dann werde ich
von ihnen gemeinschaftlich niedergemacht. Also habe ich versucht,
mir jeden einzeln vorzunehmen. Wie bei einer echten Feier halt
auch. Das ging einfacher, als ich befürchtet hatte.

Ja, es tut immer noch weh,
            aber das Gefühlschaos ist vorbei
                        und ich kann wieder mein Leben genießen.

❄ 47 ❄

(1983)

Ich genieße die Zeiten in denen ich im Werkraum, im Garten oder im Wald bin. Da probiere ich gerne mal was aus und versuche mich in neuen Dingen. Auch wenn es manchmal schief geht und ich mich sogar verletze: Ich probiere es weiter. Auf diese Weise habe ich auch Radfahren gelernt. Ein italienischer Philosoph soll mal gesagt haben: *"Der Mensch findet die größte Freude in dem, was er selbst neu findet oder hinzulernt."* Dem kann ich nur beipflichten.

Ergo:

    Eigene Ideen und Gedanken sind unser wertvollstes Gut.

(1983)

Klare Strukturen können einen Ablauf immens beschleunigen und sind für unser Miteinander wohl unabdingbar. Warum sonst findet man zum Beispiel immer wieder eine Rangordnung (/ Hierarchie)? In den Religionen gibt es stets einen "obersten Gott", ein "oberstes Wesen", einen "Gottvater". Ihnen am nächsten sind meist vier "Oberbefehlshaber", welche ähnliche Aufgaben / Verantwortungsbereiche haben. Und so weiter. Auch beim Militär, in Firmen, Schulen und sogar innerhalb einer Familie findet man eine gestufte Anordnung. Selbst im Tierreich gibt es oft ein Leittier.

Damit jeder auf seiner Ebene auch noch glücklich sein kann, gehört dazu Wertschätzung, Flexibilität und Offenheit. Diese ermöglichen, dass auch mal "der kleine Mann" "den Ton angibt".

(1983)

Seitdem ich hauptsächlich alleine im Schulhof sitze, kann ich die
anderen viel besser (und vor allem: in Ruhe) beobachten.

Erstaunlich, was einem dabei so alles auffällt.

(1983)

Ich habe bisher keine "schlechten Entscheidungen" gefunden ...

... nur Entscheidungen, deren Folgen MIR entweder mehr oder
weniger gefielen.

Ergo:

Entscheidungen sind weder positiv, noch negativ, sondern subjektiv.

(1983)

Wenn ich stricke oder häkle, dann habe ich gerne ein Buch auf dem
Schoß ... während der Radio und auch noch der Fernseher laufen.

Klappt wunderbar! Doch nur solange ich alles "nebenbei" mache.

Sobald ich mich auf eine Sache konzentrieren will (schwieriges
Muster, interessante Stelle im Buch oder Film, Musik, die mir besonders gefällt), sind die anderen drei ausgeblendet. Das fällt mir oft
erst hinterher auf.

(1983)

In unserer Schule sind einige "Behinderte" des Wichernhauses. Viele
Mitschüler gehen ihnen aus dem Weg. Es sind doch auch Menschen.
Und oft sogar viel nettere und ehrlichere.

So gesehen haben die vielleicht Glück, dass die anderen sie meiden.

(1983)

Ich freue mich über meine Fehler!

Vor allem über die, mit denen ich keinem anderen geschadet habe.
Ich analysiere die Hintergründe und lerne so mehr über mich und
meine Mitmenschen. Dies hilf mir dann, mich stetig zu verbessern.
Ich werde dadurch kein perfekter Mensch und tatsächlich habe ich
auch Schwierigkeiten, mir gewisse Dinge abzugewöhnen.

Doch meine vielen klitzekleinen Erfolge
geben mir Energie und Lebensfreude.

(1984)

Es gibt viele Menschen, die gelernt haben, dass es besser ist, wenn
sie ihre Meinung für sich behalten. Meistens, weil sie ansonsten eine
Rüge kassierten oder gar ausgelacht wurden. Daher ist es so wichtig,
Fragen zu stellen. Mit den richtigen Fragen kann man ihre Ansichten
aus ihnen herauskitzeln.

Das Leben ist zu kurz, um alle Erfahrungen selbst zu machen.
Außerdem braucht es oft auch bestimmte Voraussetzungen.

Wer also viel lernen will, muss aus dem Schatz anderer schöpfen.
Natürlich gehört dazu auch das Wissen, dass ich die Gefühle, die
dabei eine Rolle spielen, nur erahnen kann. Auch muss ich mir
immer bewusst halten, dass jeder seine eigene Wahrheit hat.

(1984)

Immer wieder entdecke ich, dass etwas "Neues" im Prinzip bereits
existiert. Manchmal wurde es etwas abgewandelt, manchmal sogar
verfeinert, doch manchmal wurde es einfach nur neu benannt.

Ich bin der Meinung, dass viel größere Fortschritte erzielt werden
könnten, wenn es keine Profilierungsneurotiker gäbe. Dann würde
man wahrscheinlich viel mehr Energie darauf verwenden, etwas
wirklich zu erlernen und zu beherrschen, um es im Anschluss gegebenenfalls weiter zu entwickeln.

(1984)

Es gibt so viel Gewalt in der Welt. Da braucht es keine Nachrichten;
es reicht mit dem Schul-Zug zu fahren. Man bekommt den Eindruck,
dass Hass sehr mächtig ist und auch sehr ansteckend. Da muss ich
immer an *Eleanor Roosevelt* denken: *"Wann wird unser Gewissen so
zärtlich werden, sodass wir menschliches Elend verhindern, statt es
zu rächen?"*

Hass wirkt so anstrengend. Und auch scheint er einen aufzufressen.
Oder besser: Er verbrennt das Herz. Zurück bleibt ein ausgebrannter,
kalter Klumpen.

Die Liebe schwelt wärmend vor sich hin und hält mich warm. Darum
halte ich es lieber mit *Markus 9,40: "Denn wer nicht wider uns ist,
ist für uns."*, versuche das Positive zu sehen und mich vom Übel fern
zu halten (so ich es sowieso tolerieren muss)

und liebe mein Leben mit allen Hochs und Tiefs.

(1984)

Ich bin stets von dem Gewusel an japanischen Knotenpunkten der Bahn begeistert. Noch nie wurde ich von einer Tasche gestreift oder gar angerempelt. Kaum öffnet sich bei uns in Deutschland die Türe, beginnt ein riesiges Gedrängel. Es wirkt, als ob jeder gleichzeitig mit ein- und auch aussteigen möchte. Dafür scheinen alle Mittel recht zu sein: Leuten wird auf den Fuß getreten, Kinder werden weggerissen (teilweise sogar aus den Händen ihrer Familie) und die Taschen als Puffer verwendet.

Meine Familie sieht eine hohe Wahrscheinlichkeit darin, dass wir bei Fahrten mit den Öffentlichen getrennt werden können. Sie erinnern mich jedes Mal daran, dass ich dann an der (nächsten) Haltestelle warten soll. Ja, auch heute noch.

Und tatsächlich:

Hier wurde ich schon öfter von der hereinstürmenden Menge wieder nach innen gedrückt und einmal sogar mit einer Zigarette an der Schulter gebrannt. Um ein Haar wäre es mein Gesicht gewesen!

(1984)

Sobald ich rede, bin ich bei meinen eigenen Gedanken. In diesem Moment nehme ich andere nur als Geräusch-Kulisse wahr. Es hilft mir meine Ideen, Fragen und Erlebnisse zu ordnen, wenn ich laut mit mir selbst rede.

Schon *Edward Morgan Forster (brit. Autor)* merkte an:

"*How do I know what I think until I see what I say?*"

Frei übersetzt:

"Wie weiß ich, was ich denke, bevor ich höre, was ich sage?"

(1984)

Wenn Menschen über einen anderen schlecht reden, dann hilft keine Erklärung, keine Verteidigung und auch kein Widerwort. Stets sehen sie es als Bestätigung an: "Ich hatte Recht, darum versucht er/sie sich (die Taten des anderen) zu rechtfertigen." Diese schlechte Meinung findet auch seine Daseinsberechtigung, wenn sie ignoriert wird. In dem Fall hat man allerdings keine Energie verschwendet.

Ich denke, dass mehrere Faktoren eintreten müssen, damit sich eine Meinung ändert. Erst muss etwas geschehen, wodurch die Person zum Nachdenken gezwungen wird. Nur selten haben Worte diese Macht. Dann muss die Person bereit sein, ihre Meinung ändern zu wollen. Im Anschluss muss sie sie tatsächlich ändern. Und letztendlich muss sich die Person immer wieder daran erinnern, dass sie ihre Meinung geändert hat.

(1984)

Ich finde es lästig, dass ich ständig dazu auffordern muss, etwas Neues auszuprobieren.
Jetzt meinte ich, dass sie ja auch mal den gewohnten Weg verlässt und sich in Gefahr begibt, wenn sie tolle Blumen sieht.
Da wurde ich erst mal fragend angeschaut. Tja, wer weiß denn, wem das Feld gehört oder ob sich im Gras eine Otter versteckt?

Ich konnte zuschauen, wie sich ihr Blick erhellte, als wir herum alberten, wie gefährlich doch sogar Blumenpflücken sein kann.

Ich hoffe, dass sie auch in Zukunft etwas entdeckungsfreudiger ist.

(1984)

Intelligente Menschen gelten als vergesslich. Dies klingt wie eine negative Eigenschaft. Ich finde sie sehr praktisch. Denn je weniger ich mir ständig merken muss, desto besser kann ich mich auf die wesentlichen Dinge konzentrieren. Die Kunst besteht nur darin, die Dinge (bevor ich sie vergesse) auf eine Art zu notieren, sodass ich gerade zur rechten Zeit auf sie aufmerksam gemacht werde.

(1984)

Warum bauen sich Menschen aus den Steinen ihres Lebens ständig nur Mauern oder gar Türme, hinter denen sie sich dann verstecken?!

Ja, und auch ich habe einige Mauern und sogar einen schönen Turm.

Doch meine Mauern sind niedrig, damit man sich darauf gemütlich abstützen kann, um sich ohne Schwierigkeiten darüber hinweg zu unterhalten. Nach einiger Zeit setze ich mich sogar auf sie und bitte meine Gesprächspartner sich daneben zu setzen. In beiden Fällen bin ich vor unfairen Tiefschlägen geschützt.

Mein Turm bietet eine herrliche Aussicht. Ihn besteige ich, wenn ich mir einen Überblick verschaffen möchte.

Und dann habe ich noch einige Brücken gebaut und ein paar Weg-strecken gepflastert. Dies erfordert zwar ein wenig mehr Geschick und Arbeitseinsatz als eine stabile Mauer, doch meine ich, dass es sich gelohnt hat.

(1984)

Auch wenn mir gewisse Eigenheiten von den Menschen in meiner
Umgebung zu schaffen machen, halte ich mich dennoch gerne an
Papas zitiertem Abschnitt *(vom 1.Korinther 10,24)*:
 "Niemand suche das Seine, sondern was dem andern dient."
Bislang bin ich damit immer gut gefahren. Auch wenn mich der ein
oder andere ausgenutzt hat:
 Ohne diese Einstellung hätte ich so viele schöne Momente verpasst!

 Ich bin der Meinung, dass wir <u>alle</u> davon profitieren würden,
   wenn <u>alle</u> sich daran halten würden.

"Rein mathematisch" betrachtet:
Alle kümmern sich nur um sich selbst =
     EINE Person kümmert sich um mich
Alle kümmern sich nur um andere =
  ALLE Personen, in meiner Umgebung kümmern sich um mich

(1984)

Menschen zu beobachten ist schon interessant. Vor allem, wenn sie
sich mitten ins Gesicht lügen. Das gilt auch für Lehrer, die eigentlich
gerade keine Lust haben zu unterrichten und dessen ungeachtet ihren
Job an der Tafel machen müssen. Ich finde, man sieht ihnen genau
an, wie sie sich abquälen. Zudem habe ich den Eindruck, dass es die
Klasse auch merkt. Vielleicht ist es ihnen klar, vielleicht spüren sie
nur, dass das Verhalten und die Aussagen irgendwie im Widerspruch
sind. Jedenfalls deuten die Reaktionen darauf, dass diese Meute die
Lügen genauso wittert, wie sie auch Angst wittert.

(1984)

Wenn ich mir etwas angewöhnt habe, dann mache ich es oft ohne darüber nachzudenken. Hierzu habe ich es in der Vergangenheit stetig wiederholt.

Lernen funktioniert immer so.

Manchmal stehen mir gewisse Gewohnheiten im Weg. Zum Beispiel bin ich sehr neugierig und ich denke gerne über Verschiedenes nach. Dadurch lerne ich zwar viel, doch zum Einschlafen ist es hinderlich. Da habe ich mich auf die übliche Weise ins Bett begeben und dämmere gerade weg und schon spitzt ein Gedanke um die Ecke.

Anfangs stand ich also wieder auf, machte das Licht an und bannte den Störenfried auf ein Stück Papier. Das half zwar, doch musste ich am besten wieder Zähne putzen (und so weiter) bevor ich mich wieder hinlegte. (Also mein "zu-Bett-geh-Ritual" wiederholen.)

Dann kam ich auf die Idee, dass es vielleicht hilft, wenn das Licht aus bleibt. Also stellte ich mir den Recorder mit einer eingelegten, bespielbaren Kassette ans Bett.

Wenn nun etwas meinen Denkapparat anschmeißen will, dann taste ich im Dunkeln nach dem Aufnahmeknopf und murmle aufs Band. Danach schlafe ich einfach ein.

Alles Gewöhnungssache.

(1984)

<u>Verzeihen</u> ist wichtig:

    damit erledige ich vor allem einen Punkt, welcher mir sonst auf

    meinem Herzen lastet;

<u>Vergessen</u> ist keine daraus resultierende Folge,

    sondern eine oft fatale Reaktion auf das Verzeihen;

Denn:

                    Wenn ich vergesse,

                wo bleibt dann der Lern-Effekt?

(1984)

In den vergangenen Jahren habe ich viel gelesen. Darunter Bücher
und Auszüge über Volkssagen aus aller Herren Länder und andere
"historische" Geschichten. Sogar alle "religiösen" Werke, die ich in
die Finger bekam, wie über die ägyptischen Götter, die griechischen
und römischen Sagen, die britischen Legenden und die Edda, den
Talmud, die Bibel und indianische Stammesrituale und mehr.

Zwei Sachen fielen mir dabei besonders auf:

    o Es gab immer eine Form der Hierarchie.

    o Anstatt blind hinterher zu laufen und untätig abzuwarten,
        soll man nachdenken und auch (selbstständig) handeln.

(1985)

Ich lese gerne und lausche den Erfahrungen und Weisheiten von den älteren Menschen, meinen Eltern und meiner Oma. Also:
Viele Religionen glauben an ein "höchstes Wesen", welches mit anderen besonderen Wesen zusammenlebt. Diese Glaubensrichtungen scheinen sich auf der ganzen Welt, zum Teil komplett unabhängig, voneinander entwickelt zu haben. Unabhängig davon, woran ich glaube, so bin ich überzeugt davon, dass jede ihre Existenzberechtigung hat. Im ersten Gebot in der Bibel *(2. Mose 20,3)* heißt es:

"Du sollst keine anderen Götter haben neben mir."

Weshalb sollten andere Götter erwähnt werden? Mir sagt das, dass sehr wohl andere existieren. Ansonsten wäre diese Aufforderung unsinnig und somit unnötig. Ich werde lediglich aufgefordert, mich zwischen ihnen und dem "Gott der Christen" zu entscheiden.

(1985)

Kleine Kinder haben oft sehr einfache Lösungen für scheinbar komplizierte Probleme. Erwachsene denken zu viel nach. Auch lernen Kinder schneller. Vielleicht weil sie erst einmal lernen, ohne Fragen zu stellen, oder weniger über Hintergründe nachdenken?
Je älter wir werden, desto mehr denken und grübeln wir über die Dinge nach. Ich habe bemerkt, dass dabei oft die Zeit einfach nur verfliegt. Letzten Endes stehe ich mir damit selber im Weg.

Seit ich einen Wecker stelle, wenn ich über etwas brüten möchte, verliere ich weniger Zeit und komme auch eher zu Ergebnissen.

(1985)

Einige Freunde bezeichnen mich als gleichgültig. Dabei finde ich,
dass genau das Gegenteil der Fall ist:
Ich bewahre mir eine neutrale Position, denn so kann ich die Dinge
objektiv betrachten. Diese Mühe mache ich mir nur, wenn ich mehr
darüber erfahren möchte.
Ergo:

> Weil ich interessiert bin, bleibe ich neutral.

(1985)

Wenn sich jemand über Magen- oder Kieferschmerzen beschwert,
dann hat sich oft herausgestellt, dass ihn etwas ziemlich belastet.
Der Ausdruck

> "Er hat schwer an etwas zu knabbern"

> > ist also wörtlich zu nehmen.

(1985)

Wir Frauen sind inzwischen "gleichberechtigt": wir dürfen studieren,
wählen, etc. Doch ist es gerecht, dass die meisten zusätzlich immer
noch die Pflichten als Hausfrau, Mutter, etc. wahrnehmen "müssen"?

> Oder anders:

Wenn ich einem Pferd und einem Hasen jeweils eine große Möhre
gebe, dann sind sie gleichberechtigt. Auf Grund des doch gewaltigen
Größenunterschiedes dieser Tiere, finde ich es allerdings nur gerecht,
wenn das Pferd anteilig mehr Karotte erhält als der Hase.
Ergo:

> Gerechtigkeit ist für mich etwas anderes als Gleichberechtigung!

(1985)

In einem der vielen Bücher fand ich kürzlich eine Geschichte, die
mir gut gefällt, da ich mich gut in die Hauptfigur hineinversetzen
kann. Es geht darum, dass ein Meister gefragt wird, wie er so mit
sich im Reinen sein kann und daher ja auch glücklich.
Er antwortet:
   "Wenn ich stehe, dann stehe ich. Wenn ich gehe, dann gehe ich.
      Wenn ich sitze, dann sitze ich. Wenn ich esse, dann esse ich."
Ich dachte: "Jupp!"
So, wie es mir immer passiert, wurde auch dem Meister gegenüber
geäußert: "Das tue ich doch auch!"
Ich versuchte dann zu erklären, was der Unterschied
      zwischen dem "Machen" und "es bewusst machen" ist.
Der Meister erwiderte nur:
      "Wenn Du stehst, dann gehst Du bereits.
       Wenn Du gehst, dann sitzt Du bereits.
        Wenn Du sitzt, dann isst Du bereits.
     Wenn Du isst, dann stehst Du bereits wieder."

                <u>Das</u> muss ich mir merken!

(1985)

Wenn jemand überraschend das Licht anmacht, werde ich geblendet.
Dies ist unangenehm. Und man sagt mir auch immer wieder, dass ich
in kein Licht schauen darf. Es sei wohl schädlich für die Augen.

     Was tue ich denn, wenn ich in den Fernseher schaue
          oder am Computer sitze?

(1985)

Charles Darwin sagte mal, dass *die* Spezies überlebt, welche sich am
Besten anpassen kann. Stärke und Intelligenz sind dabei zweitrangig.
Ich habe beobachtet, dass mich Veränderungen erst einmal ärgern,
da sie bedeuten, dass ich mich umgewöhnen muss. Je gravierender
die Umgestaltung, desto nerviger. Wenn die Brezeln im Laden mit
einem Male zum Beispiel gegen Brötchen getauscht wurden, dann
bin ich ganz kurz verwundert und für den Bruchteil verärgert, bis ich
entdecke, dass sie nun ein Fach weiter liegen. Wenn allerdings meine
Lieblingsbutter aus dem Sortiment genommen wurde, dann hält der
Ärger länger an. Hier muss ich nämlich mehr tun, als mich daran zu
gewöhnen, dass ich woanders hin greife. Doch zwingt mich diese
Veränderung auch zum Beispiel einen neuen Laden oder eine neue
Butter auszuprobieren.

Ergo:

    Selbst wenn mich Veränderungen erst einmal ärgern,
    so bin ich froh, wenn ich wieder etwas Neues lernen kann.

(1985)

Es fühlt sich schön an, wenn man gelobt wird.
Auch Dank ist eine Art Lob. Denn in beiden Fällen hat man etwas
getan, für das man Anerkennung erhält. Ich denke, dass jeder die
Freude kennt, die man empfindet, wenn man merkt, dass man
wertgeschätzt wird. Daher finde ich es wichtig, anderen auch
mitzuteilen, wenn diese etwas getan haben, das einem Freude
bereitet. Einfach nur zu lächeln ist da zu wenig. Hier sind die Worte
mal wichtiger als reine Taten, denn sie unterstreichen, dass der
andere etwas Gutes getan hat, und dass man es ernst meint.

(1985)

Meine Freundin fragte mich mal nach einem Beweis für die Existenz eines Gottes oder einer anderen höheren Macht oder gar von Magie.

Für mich ist es eine Frage der Definition.

Denn für mich

ist es bereits Magie, wenn im Frühling aus den Wurzeln eines komplett gefällten Pflaumenbaumes ein neuer Trieb wächst.

(1985)

Die Freude, die ich empfinde, wenn ich etwas Neues gelernt oder sogar "erfunden" habe, ist etwas sehr Schönes. Manchmal sehe ich das Leuchten in den Augen meiner Mitschüler, wenn sie feststellen, dass sie eine gute Idee hatten oder sich zumindest den Stoff merken konnten. Ein anderes Mal bekomme ich mit, wie eben diese Leute abschreiben.

Was ist so toll am Kopieren anderer bzw. der Leistung anderer?

Wenn ich mich recht erinnere, dann sagte bereits im Frühmittelalter ein Philosoph:

"Der Mensch findet die größte Freude in dem was er selbst neu findet oder hinzulernt."

Er hat es verstanden. Nur wenige in meinem Umfeld ebenso.

Was mich dabei ärgert: Auch wenn so manch Einer intelligent genug ist, es zu sehen, so ist er doch unfähig, es auf sich umzumünzen.

Und noch schlimmer:

Diese Leute gehen davon aus, dass (wie sie selbst) jeder Mensch lieber kopiert, als sein eigenes Hirn zu verwenden.

(1985)

Meine eigenen Notizen sehen meist sehr wüst aus:

hier ein Bildchen;

dort ein Textblock;

und dazwischen mehr oder weniger viele Kritzeleien.

Immer wieder beschweren sich meine Lehrer darüber. Doch wenn
ich sie mir (selbst nach Jahren) wieder zu Gemüte führe, dann sehe
ich mehr als nur blanke Informationen:

Ich erinnere mich an gewisse Anekdoten.

Und manchmal werde ich zurück in die Unterrichtsstunde versetzt

und ich erlebe den Augenblick erneut.

Ergo:

Ich liebe meine gemalt-geschriebenen Aufzeichnungen.

(1985)

Als ich mal im Ferienlager war, konnte man täglich Punkte sammeln.
Jeden Tag wurde eine Auswahl an Ereignissen mit unterschiedlichen
Punkten angeboten. Am Ende des Aufenthaltes wurde ein sehr langer
Tisch mit allerlei Spielzeug aufgebaut. Der mit den meisten Punkten
durfte sich zuerst etwas aussuchen. Im Anschluss der mit den Zweit-
meisten. Und so weiter.

Viele haben ihr persönliches Wunschobjekt erhalten.

Wir waren glücklich und ohne Neid.

Dies war endlich einmal ein Wettbewerb nach meinem Geschmack.

(1985)

Schon vor langer Zeit entdeckte man die Vorteile eines Autopiloten.

Bei genauerer Betrachtung finden wir auch Abläufe, bei denen unser Körper agiert, ohne konkrete oder detaillierte Befehle vom Gehirn zu erhalten. Dadurch schafft es wohl Platz für andere Dinge.

Schwierig wird es, wenn wir in diesem Modus unterbrochen werden. Da kann es dann passieren, dass der Hausschlüssel im Kühlschrank liegt statt an seinem gewohnten Platz.

Nun gibt es gewisse Vorgehensweisen, welche wir uns abgewöhnen wollen, da sie zum Beispiel unserer Gesundheit abträglich sind.

Dies ist allerdings einfacher gesagt als getan. Wir haben sie uns in einem langen Zeitraum angeeignet. Um unser Gehirn umzuprogrammieren, braucht es demzufolge

Ausdauer, Zeit und Geduld.

An Menschen, die von einem Kuraufenthalt oder aus einem Urlaub zurück kommen, sieht man deutlich, dass die alten Gewohnheiten noch lange gespeichert und somit erneut abrufbar sind:

Sie haben völlig andere Routinen entwickelt (mit denen sie sich auch wohl fühlen) und kaum sind sie wieder zu Hause, sagt das Gehirn:

"Toll, gewohnte Umgebung! Autopilot an!"

(1985)

Ich stellte fest, dass einige Menschen nur jammern, da sie dadurch Aufmerksamkeit erhalten. Entweder jammern die anderen nämlich mit oder sie versuchen zu trösten.

Da muss ich an den Text vom englischen Autor *Charles Reade* denken, den mir meine Oma einmal zeigte:

> *Achte auf Deine Gedanken, denn sie werden Worte.*
> *Achte auf Deine Worte, denn sie werden Handlungen.*
> *Achte auf Deine Handlungen, denn sie werden Gewohnheiten.*
> *Achte auf Deine Gewohnheiten, denn sie werden Dein Charakter.*
> *Achte auf Deinen Charakter, denn er wird Dein Schicksal.*

Denn ich habe beobachtet, dass einige zwar erst einmal das Jammern als Mittel verwendeten, doch nach einiger Zeit dann tatsächlich die entsprechenden Gefühle und sogar körperliche Auswirkungen entwickelten.

So rutschten sie in ein Jammertal,
in welchem sie dann fest steckten.

(1985)

Je mehr man einen Menschen mag, desto leichter kann dieser einem wehtun. Allerdings scheint es auch in gleichem Maße schwerer zu sein, diesen Menschen aus dem Weg zu gehen. Somit liegt es Nahe, dass man erst keine Menschen an sich heran lässt.

Doch auch dies ist eine Herausforderung.

(1985)

Und wieder hörte ich den Ausdruck "dumme Gans".

Bereits vor Jahren las ich, dass im alten Rom die heiligen Tiere der Göttin Juno Gänse waren. (Sie sollen wohl verhindert haben, dass Rom überrannt wurde.) Die Ägypter glaubten wohl, dass eine Gans das Ei legte, aus dem dann der Sonnengott schlüpfte. Eine antike Stadt hatte wohl Gänse statt Wachhunde. Und so weiter ...

Mein Papa erzählte mir, dass eine Firma zwei Zäune um ihr Gelände hat: Im äußeren Bereich schlafen die Wachhunde und im inneren halten Gänse Wache. Versucht ein Fremder einzudringen, schlagen die Vögel Alarm und wecken dadurch die Hunde.

Alles in allem:

Gepflegte Gänse sind fast so ästhetisch wie Schwäne. Sie sind wachsamer als Hunde. Sind mutig und greifen auch mal an. Darüber hinaus liefern sie Eier, Federn und Daunen und schmecken lecker.

(1985)

Ich finde es schade, dass es gewisse Menschen unterlassen, darüber nachzudenken, dass auch sie noch bei Dingen, die sie angeblich gut beherrschen, dazulernen können.

Damit ich mich verbessern kann oder ich einfach nur mitbekomme, dass sich gewisse Dinge geändert haben, hat man mir angewöhnt, dass ich mir die Meinungen anderer einhole. Diese muss ich dann natürlich noch unter die Lupe nehmen, denn sie sind ja subjektiv und noch dazu nur eine Momentaufnahme. Denn nur wenige schaffen es, objektiv oder zumindest konstruktiv zu denken, wenn sie eine Rück-meldung geben. Vor allem, wenn es sich dabei um eine Kritik han-delt. Ist ja auch ok so.

(1985)

Etwas zu meiden, ist etwas anderes, als etwas zu hassen.

Das Meiden kann aus vielen Gründen entstanden sein. So vermeide
ich gewisse Höhen, da ich schon mal tief gefallen bin. Auch esse ich
keine Tomaten, da mir sonst der Hals zu schwillt. Dennoch bin ich
weit davon entfernt, diese Dinge oder gewisse Umstände zu hassen.

Wozu auch?!

(1985)

Dieses Mal habe ich gebraucht, bis ich verstand!

Erst war ich ständig verrotzt

(Arzt: schwaches Immunsystem wegen blabla),

dann gaben meine Beine vor lauter Schmerzen nach

(Arzt: zu kleine Kniescheiben wegen blabla),

dann wurde Opa krank und starb. Nun hat es Oma erwischt.

(Von den anderen Ereignissen ganz zu schweigen.)

Und jetzt endlich sehe ich die Zusammenhänge. Die japanische Seite
meiner Familie sprach immer wieder darauf an. Dennoch ging es
ständig irgendwie unter:

Körper, Seele und das Universum sind miteinander verbunden!

Und wenn ich jetzt auch noch lerne, wirklich meinen Körper zu
<u>verstehen</u>, dann sagt er mir auch, was mir, meiner Seele und viel-
leicht auch meiner Umgebung fehlt. Es wird bestimmt wieder anstrengend, doch bin ich überzeugt, dass es sich lohnt.

(1985)

Als ich mich mit ein paar Leuten über Geschichte unterhalten habe,
kamen wir auf Lieder, die wohl historische Fakten im Bauch haben.
Irgendjemand brachte dann meinen Text von "Trooper" an. Statt zu
hinterfragen, worum es da geht und wie ich auf die Idee kam, meinte
ein Anderer, dass ich das von seiner Lieblings-Band kopiert hätte.

Obwohl diese wohl berühmt ist, hörte ich zum Ersten mal von ihr.
Natürlich handelten beide Lieder vom Krieg. Doch darüber hinaus
gab es kaum Gemeinsamkeiten.

Ähnliches erlebte ich in Bezug auf Zeichnungen, andere Gedichte,
usw.

Ich könnte derlei Unterstellungen nachvollziehen, wenn ich meine
Werke offiziell zu vermarkten versucht hätte. Doch ich sehe mich in
keinem Wettbewerb zu irgendeinem, als dass ich es nötig hätte, mich
mit fremden Federn schmücken zu wollen. Davon abgesehen hoffe
ich, dass zumindest meine Umgebung genug Grips entwickelt, um
die Unterschiede zu erkennen.

(1985)

Unabhängig davon, ob ich mein Wissen, mein Geld oder den freien
Platz im Zimmer vermehren möchte: Ich muss etwas investieren. Sei
es Zeit, Geld und/oder Arbeit.

Somit ist es für mich logisch, dass ich auch Zeit und Arbeit in
die Organisation meines Lebens stecke.

(1985)

Vor allem an Heilig Abend merke ich immer, dass mich die Hektik meiner Eltern ansteckt, obwohl es keinen rationalen Grund dafür gibt. Ich spüre tatsächlich kurzweilig Angst, dass wir zu spät fertig werden oder gar etwas vergessen. Dabei ist mir eigentlich klar, dass mir keiner Vorwürfe machen würde. (Und wann ist "zu spät"?)

Ich finde es bemerkenswert, wie leicht man sich, vor allem von negativen Gefühlen, anstecken lassen kann. Schade, dass es bei positiven schwieriger ist.

Also: zwei Leute treffen aufeinander: der eine fröhlich, der andere traurig. Dann ist oft der fröhliche hinterher traurig.

Auch mir kann das passieren. Dann zwinge ich mich, ein Lied lang zu grinsen. Und ich merke, wie die Freude wieder zurückkommt. Das klappt sogar, wenn ich wegen einem Ereignis traurig oder gar wütend bin. Wobei ich mir dann erst einmal erlaube, diese Gefühle einfach nur zu spüren, bevor ich dann mit Hilfe der Freude die Hintergründe genauer beleuchte. Übrigens:

"Rücken gerade und Schultern zurück" unterstützt den Prozess.

(1986)

Es gibt Menschen, die sehr intelligent und dennoch sehr dumm sind. Da gibt es Freunde, die wirklich was auf dem Kasten haben. Leider scheinen sie ihr Gehirn sofort abzuschalten, sobald sie mit gewissen anderen Leuten zusammentreffen.

Ich erkläre mir das durch den Überlebenstrieb:

Die Geschichte hat gezeigt, dass eine Gruppe am schnellsten agieren kann, wenn einer den Ton angibt und die anderen "blind folgen".

(1986)

Spätestens wenn Emotionen im Spiel sind, mache ich Dinge, die ich hinterher bereue. Ich habe noch niemanden kennengelernt, der sich tatsächlich so im Griff hat, dass ihm keine "Fehler" unterlaufen. In meinen Augen bedeutet das, dass es unwichtig ist, warum wir (aus unserer Sicht) falsch gehandelt haben. Zunächst einmal!

Ich schaue auf die Konsequenzen und handle entsprechend. Wenn ich den Schaden von anderen abgewandt habe, dann überlege ich, warum ich so gehandelt hatte und ob ich es in Zukunft verhindern kann. Übrigens stehe ich zu meinen "Fehlern": Was soll es bringen, die Schuld auf andere zu wälzen? Ich will doch dazu lernen!

(1986)

Kein Ereignis scheint genauso zu sein wie ein anderes. Im Höchstfall ähneln sie sich. Auch gleicht kein Mensch exakt einem anderen. Ein gemeinsames Erlebnis kann vollkommen unterschiedlich empfunden werden. Natürlich hängt dies auch mit bereits gemachten Erfahrungen zusammen. Sie prägen unser Denken und Empfinden und somit auch Handeln mit. Nun haben die Menschen schon Schwierigkeiten sich zu verstehen, wenn sie sich gegenüberstehen und mit Gestik und Mimik ihre Worte untermauern können. Da frage ich mich, wie ein Schriftverkehr auf Dauer funktionieren soll.

Wie im Gespräch kann dasselbe Wort bei den einzelnen Parteien völlig unterschiedliche Bilder hervorrufen. Die Tonlage und die Körpersprache helfen dem Gegenüber, die Bedeutung einzugrenzen. Doch wenn jemand immer mit "dumme Kuh" beschimpft wurde, kann man noch so lächeln und es scherzhaft meinen: Es bleibt schmerzvoll!

(1986)

Ich schätze Gänse und Kühe sehr. Sie erkennen frühzeitig, ob sich jemand nähert. Solange ich noch fremd war, begannen sie gleich Lärm zu machen. Später erkannten sie, ob ich traurig oder gut drauf war. Ich denke auch, dass sie perfekte Wächter sind. Als ich nämlich noch eine Fremde war, nahmen sie nur zögerlich Futter von mir an. Manche verweigerten es sogar komplett. Und selbst mit eigentlich vollem Mund lärmten sie noch weiter. Bei Hunden habe ich erlebt, dass alle verstummten, sobald sie merkten, dass es was Leckeres gab. Pferde ignorierten mein "Eindringen" sogar.

Übrigens merkten all die Tiere, mit denen ich öfter Umgang hatte, wenn es mir mal weniger gut ging. Dann versuchten sie mich zu trösten oder abzulenken. Generell waren sie sehr feinfühlig und wenn man sie forderte: auch sehr erfinderisch.

(1986)

Natürlich kann man Aufgaben auch aufschieben. Meistens sammeln sich diese dann und beginnen einen Berg zu bilden. Dumm wird es, wenn der Berg so hoch geworden ist, dass er zusammenfällt und uns unter sich begräbt. Dies gilt übrigens auch für unser Gehirn:

Wenn wir ihm zu wenig Zeit geben, die Dinge, die uns im Kopf rum-schwirren, aufzuarbeiten, dann hebt es sich diese für später auf. Das merken viele erst dann, wenn diese Altlasten auf sie einbrechen.

Um die Gefahr zu minimieren, ist ein erholsamer Schlaf unerlässlich. Überdies hilft es, wenn schon über Tags die Menge reduziert wird. Dazu gehört die eigene Einstellung zu den sogenannten negativen Ereignissen genauso wie ein organisiertes Leben.

(1986)

Für mich ist es ganz klar, dass ich aus der Sicht der anderen Lüge.

Es wäre wirklich schön, wenn sie einmal genauer hinschauen und hören würden. Denn:

o Wenn ich alles offen herausposaune, dann hören die Leute (wenn überhaupt) nur die Hälfte.

o Wenn ich versuche das Thema zusammen zu fassen, dann lasse ich vermutlich genau das weg, was einem anderen geholfen hätte mich zu verstehen.

Dadurch entsteht zu oft ein falsches Bild von dem, was ich eigentlich gesagt bzw. gemeint habe.

Und wenn ich schweige, dann verschweige ich ja sowieso etwas.

Also kann ich es niemandem recht machen. Wozu auch?!

Mir ist wichtig, dass ich mir selbst ehrlich bleibe.

Ach ja:

Ich belüge mich selbst!

So wurde es gesagt. Ich habe mir die Mühe gespart und "Ja!" gesagt. Stimmt, da habe ich gelogen. Da muss ich wirklich noch an mir arbeiten! Ich weiß, dass sie es falsch auslegen, wenn ich erkläre, dass bei der Wahrheit zu bleiben (bzw. immer wieder zu ihr zurück zu kehren) KEINE Lüge ist. Doch ist dies KEIN Grund, bewusst eine Falschaussage zu treffen. Nur weil Wörter in den unterschiedlichen Köpfen verschiedene Effekte haben,

ist kein Effekt richtig oder falsch oder gar gelogen.

Daher ist Kommunizieren ja so kompliziert.

(1986)

Ich habe miterlebt, wie meine Cousinen (in Japan) stundenlang, über Wochen hinweg, wiederholt dieselben Silben geschrieben haben. In meinen Augen war das Schriftbild schon lange perfekt und dennoch ging es tatsächlich noch besser.

Als ich ein Lob aussprach, meinten sie, dass sie noch viel üben müssen und es noch ein langer Weg sei, wirklich schreiben zu können.

Sie meinten damit die Kunstfertigkeit einen Pinsel richtig zu führen. Sie erklärten mir auch, dass sie mir zwar einen Einstieg ermöglichen können, doch um richtig schreiben zu lernen, müsste ich zu einem Lehrmeister gehen.

Ich finde es wünschenswert, wenn generell jeder, der einem anderen etwas beibringen will, das jeweilige Thema auch verinnerlicht hat.

Also:
Er hat es von einem wahren Meister auf dem Gebiet gelernt,
mit dessen Hilfe das Gelernte vertieft,
im Anschluss geprüft, ob er tatsächlich alles verstanden hat.
Wenn ja, dann
hat er Kleinigkeiten geändert, um deren Auswirkungen zu sehen.

Und erst wenn der Meister zufrieden ist, dann kann man davon ausgehen, dass die Materie tatsächlich verinnerlicht wurde.

... und dann muss derjenige noch lernen, wie man lehrt ...

(1986)

Wenn Menschen Selbstgespräche führen, dann werden sie oft eigen-
artig angesehen. Die Medien zeigen auch viele negative Beispiele:

o Obdachlose oder Verrückte, die nur vor sich hin brabbeln

o ältere Damen und Herren, die traumatisiert wurden   u.Ä.

Also generell Leute,

welche die Kontrolle über ihre Gedanken verloren haben.

Ich finde es nützlich, mich mit mir zu unterhalten: Ich kann mir die
Dinge, die ich ausspreche und wieder höre, schneller merken. Auch
hilft es mir oft, meine Gedanken zu ordnen.

Übrigens:

Mein Spiegelbild ist leider wenig unterhaltsam.

Es schaut mich auch immer so seltsam an.

(1986)

Ich gehe ja bewusst durch mein Leben. Auch wenn ich mich mal
"gehen lasse" oder zulasse, dass mich Emotionen überwältigen, so
geschieht dies, weil ich es "zulasse". Also zumindest ist es schon
lange her, dass ich tatsächlich überrannt wurde. In der Schule setze
ich mich gerne in eine Ecke und stelle in meinem Kopf einen Alarm
(z.B.: Pausenglocke). Dann schalte ich ganz bewusst mein Gehirn
aus. Wenn es klingelt, springe ich fit und munter auf. Für mich war
das immer selbstverständlich, da ich sowas in Japan in den Zügen
beobachten konnte.

Nun erklärte mir eine Freundin, dass dies keineswegs normal ist.

❄ 74 ❄

(1986)

Einzelkämpfer haben es schwer.

Zu zweit kann man zwar schön die Aufgaben aufteilen, doch braucht es dann gegenseitigen Respekt. Ist einer dominanter und bildet sich dadurch eine Art Hierarchie, dann schafft man sogar noch mehr. Dabei kann die "Führungsrolle" auch je nach Talent und der Mission wechseln. Manchmal so schnell, dass man kaum wahrnimmt, dass es jemanden gibt, der den Ton angibt.

Je mehr Mitwirkende, desto wichtiger ist es, einen "Chef" zu bestimmen, der den Überblick behält. Ich denke da gerne an eine Küche: Man sagt ja gerne:

"Viele Köche verderben den Brei."

Wie kann also ein Restaurant, bei dem Gewusel in der Küche, ihre Gäste zufriedenstellen?

Durch gegenseitige Wertschätzung!

Also damit, dass jeder seine Aufgabe kennt, sein Bestes gibt, auch mal hilft und sich darauf verlässt, dass die anderen es ihm gleich tun.

Und:

Indem, dass jeder seinen eigenen Aufgabenbereich hat
und ein Chef-Koch den Überblick behält
und allen den Rücken freihält.

(1986)

Egal in welchem Bereich:

Emotionen, Sport, Nahrung etc.

Ich habe immer eine "schädliche Obergrenze" gefunden.

z.B.:

fühle ich "zu stark" => fällt mir das Denken schwer

("Blind vor Liebe", "Rasend vor Wut", ...);

bewege ich mich zu viel

=> Muskelfasern können reißen und/oder Gelenke verschleißen;

trinke ich zu viel Kamillentee => kann ich mich vergiften ...

etc.

Im Gegenzug gibt es wohl immer eine "nützliche Untergrenze".

Zum Beispiel

o helfen mir Emotionen Situationen abzuwägen;

o brauche ich Bewegung, da ich sonst "einroste";

o hat Schlangengift heilende Wirkung ...

etc.

Und dann ist da noch eine Beobachtung:

Ich bekomme bereits nach x Minuten Sport Muskelkater

<=> meine Freundin erst nach y Stunden.

Ergo:

Alles ist "schlecht" und gleichzeitig "gut":

Entscheidend ist das persönlich zugeschnittene Maß!

(1986)

Adventszeit ist für uns Bastel- und Spielzeit.

Wir nehmen uns (erst einmal mehr oder minder freiwillig) die Zeit und genießen das gemütliche Beisammensein.

Wir haben ja schon immer Dinge umfunktioniert.

So basteln wir aus unseren Walnüssen und Streichhölzern Anhänger für den Baum. Oder: Mit Oma habe ich eben Memory mit normalen Rommé-Karten gespielt.

Ich habe mir auch überlegt, dass man mit Rausschmeiß-Würfel-Spielen wunderbar das Zusammenspiel üben kann. Dazu braucht man nur genügend Leute, um mehrere Gruppen bilden zu können. Diese müssen dann gemeinsam versuchen, vor den anderen, einen Sieger zu ermitteln.

Man könnte auch Karten entwickeln, mit denen man lernt, sich selbst besser einzuschätzen, kennenzulernen oder sich zu organisieren.

Ich habe so viele Ideen und Pläne,
da ich gemerkt habe,
dass man im Spiel am Leichtesten lernt.

Vielleicht bekomme ich auch eines Tages die Gelegenheit,
diese umzusetzen.

(1986)

Immer wieder höre ich, wie viel schnelllebiger die heutige Zeit ist.
Ein Termin jagt den anderen und dann sind da ja noch die unvorher-
sehbaren Ereignisse. Da verlieren wohl viele den Überblick.

Dass ich dreizehn Wahlfächer neben dem Hauptunterricht habe und
dennoch fröhlich und ohne Stress durch die Gegend laufe, nehmen
mir selbst diejenigen, die es miterleben, nur schwerlich ab.

Dabei finde ich mein Prinzip so einfach: Ich investiere Zeit in mein
Ordnungs-System und sorge für Übersichtlichkeit. Es kostet weniger
Zeit, wenn ich etwas gleich an seinen Platz lege, statt es hinterher
nochmal in die Hand nehmen zu müssen. An einem Ort, der mir
immer wieder ins Auge fällt, hängen Zettel. Jedes Themengebiet hat
seine eigene Farbe. Bei Aufgaben plane ich "genug Pausen" ein.

(1986)

Auch kleine Erfolge bereiten mir Freude. An Heilig Abend ist den
ganzen Tag über viel zu tun. Wir stellen den Baum auf, bereiten die
Klöße und die Gans zu, richten den Tisch fürs Abendessen an und
was sonst noch so alles anfällt. Wenn ich da nur auf das große Ganze
schauen würde, wäre ich wahrscheinlich noch vor dem Essen platt.
Also genieße ich die Mini-Aufgaben und freue mich über erledigte.
Zum Beispiel picke ich mir beim Schmücken ein Teil heraus, suche
eine Stelle am Baum, hänge es auf, trete zurück, schnaufe durch und
wenn mir gefällt, was ich sehe, dann freue ich mich.
Das klingt nun so, als ob es ewig dauert, bis endlich alle Anhänger
und Kerzen ihren Platz haben. Da aber das Tempo gleich bleibt, bin
ich unter dem Strich sogar schneller fertig und habe noch genug
Energie für andere Aufgaben.

(1986)

Wenn ich etwas erledigt haben möchte, dann muss ich mich selbst austricksen. Manchmal reicht der Zettel an der Tür, der mich daran erinnert. Doch bei Sachen, die viel Zeit in Anspruch nehmen oder zu Zeiten, an denen mal wieder "alles zusammenkommt", brauche ich einen konkreteren Plan. Also setze ich mir ein Zeitlimit, um darüber nachzudenken und die einzelnen Aufgaben und/oder Teilschritte zu notieren. Dazu gehört auch eine Schätzung, wie lange ich pro Punkt brauche. Dann plane ich noch "Pufferzeiten", wie "Mama helfen", "Mittagessen" oder sogar "verschlafen", ein. An meiner Tür hängen schließlich mehrere bunte Zettel als übersichtliche Liste geordnet. Mit Hilfe eines Weckers, der mich an die bereits verstrichene Zeit erinnert, arbeite ich dann eins nach dem anderen ab.

Ich vertraue meiner Planung und spare mir somit erneutes Grübeln.

(1987)

Ich habe gemerkt, dass mich ein Stift oder Finger quer in dem Mund, genauso aufrichten kann, wie ein Lied lang vor mich hin zu grinsen. Da viele finden, dass ich dann albern aussehe, habe ich inzwischen entdeckt, dass dies weitere Vorteile hat:

Um andere aufzubauen, muss ich am besten zunächst selbst gut drauf sein. Da ich aber mit Stift komisch aussehe, wird meine tatsächliche Stimmung zur Nebensache und ich bringe andere oft zumindest zum Schmunzeln. Dies wiederum hilft mir dann, mich zu freuen, wodurch sich meine Stimmung ja wirklich hebt. Und so stecken wir uns nun gegenseitig an

und schaffen es viel schneller, (wieder) vergnügt zu sein.

(1987)

Wie sehr man sich auch anstrengt: Es gibt Momente, die wir gerne ungeschehen machen möchten. Statt einfach nur zu bedauern, was schief gelaufen ist, schaue ich zuerst auf das, was es bewirkt. Es kann ja sein, dass sich positive Effekte versteckt haben. Wenn ich dabei entdecke, dass andere Lebewesen dabei zu Schaden kommen, dann suche ich zunächst einen Weg, dies zu verhindern. Vor allem, wenn ich irgendwie die Ursache gewesen sein könnte / sollte. Erst danach betreibe ich in Ruhe die Ursachenforschung.

Denn wie schon *Eleanor Roosevelt* dereinst so treffend bemerkte:
„Wir müssen aus den Fehlern anderer lernen; denn
wir leben nicht lange genug,
um alle Fehler selber zu machen."
Wobei ich das Wort "Fehler" lieber durch "Erfahrungen" ersetze.

(1987)

Wenn ich auf die Beliebtheit von Erfindungen schaue, dann bestätigt das mein Gefühl, dass die Dinge, die unserer Bequemlichkeit dienen, klar favorisiert werden. Wer Ideen zum Vereinfachen oder Beschleunigen der Prozesse umsetzen kann, kann viel Geld verdienen. Leider ist das manchmal schlecht durchdacht. So gibt es Maschinen, welche ohne weiteres den Menschen ersetzen. Diese verlieren dann oft ihre Einnahmequelle. Je mehr wir automatisieren, desto weniger Arbeitsstellen stehen also zur Verfügung. Irgendwann wird die Zahl derer, welche den Pfenning mehrmals drehen müssen, bevor sie ihn dann ausgeben können, so hoch sein, sodass sogar viele Konsumgüter in den Regalen und Lagern verstauben werden.

(1987)

Da starke Gefühle einen Menschen blind machen, sieht es so aus, als ob dies dann für beide Seiten eine Einladung zum Lügen ist.

Bei den Paaren kann ich es oft schön beobachten: Da will man ja den Partner vor dem Verletzt-werden schützen oder sich selbst vor einem Verlust oder, oder, oder (die Rechtfertigungsgründe sind zahlreich).

Und der andere ist tatsächlich blind für die Lügen

oder ignoriert sie krampfhaft.

Wenn man etwas gefragt wird, oder gar als Lehrer, Kursleiter oder Referent etwas vorträgt, dann steht man auf dem Prüfstand. Daher merken die Gesprächspartner, Schüler oder Teilnehmer sehr schnell, ob man ihnen nur was vorspielt und sie anlügt. Sei es, gerade keine Lust zu haben, vor ihnen zu stehen (da das Thema oder die Zuhörer oder etwas anderes einem zuwider sind), oder ihnen eine fette Lüge aufzutischen: Der Körper verrät es. Und das Gegenüber sieht es oder spürt es zumindest, dass hier nun etwas unstimmig ist.

Der Mensch ist offensichtlich dazu geschaffen, ehrlich zu sein.

"So leget nun ab alle Bosheit
und allen Betrug und Heuchelei und Neid
und alles Afterreden."
(1.Petrus 2,1-2)

(1987)

Bereits von klein auf werden wir für den Wettbewerb erzogen:
"Fang mich doch!", "Ich bin schneller!", "Gewonnen!"
oder einfach nur:
"Toll gemacht!" nachdem man ein Kleinkind gewinnen ließ ...
bzw.:
"Das nächste Mal klappt es besser!" wenn andere besser waren.

Da ein Sieg gegen einen vermeintlich schwächeren "Feind" viel wahrscheinlicher ist, bietet es sich an, auf jemanden, der sowieso schon "geschädigt" ist, herum zu hacken. Kein Wunder also, dass jemand, der sowieso schon geschwächt oder sogar verwundet ist, gerne als Opfer hergenommen wird. Tja, wie ein altes Sprichwort schon sagt:

"Wer den Schaden hat, braucht für den Spott nicht zu sorgen."

(1987)

In meinem Schulbuch steht, dass der Quastenflosser ausgestorben ist.
Nun berichten die Medien, dass lebende Exemplare gefilmt werden konnten. Bislang hatte man wohl keine Möglichkeiten gehabt, so tief im Meer zu forschen.
Ergo:
 Da keine Beweise für die Existenz erbracht werden konnten,
 legte man fest, dass das Tier ausgestorben ist.

Da frage ich mich:
 Wie viel wissen wir tatsächlich und wie viel ist eigentlich
 nur eine Vermutung aufgrund von fehlenden Gegenbeweisen?

(1987)

Beziehungen (Eltern, Freund, Haustier etc.) sind wie Lagerfeuer:

o   mal brennen sie hell, dann glimmen sie nur;

o   mal wärmen und nähren sie schön, dann verbrennen sie Dich;

o   mal sind sie romantisch, dann wieder zerstörerisch;

und manchmal schwitze ich am Lagerfeuer,

während meine abgewandte Seite erfriert.

Somit sind Lagerfeuer nur bis zu einem gewissen Grad kontrollierbar
und sehr abhängig von meinem Verhalten:

o   Entzünde ich es zum Beispiel unter einem Baum oder im Haus,
    dann kann es sich leicht ausbreiten, viel zerstören und ich stehe
    (wenn ich Glück habe) alleine auf einem riesigen Aschehaufen;

o   Gebe ich zu viel brennbares Material (oder gar "Brandbeschleu-
    niger") hinein, kann ich mich böse verletzen;

o   Gebe ich zu wenig brennbares Material (oder gar "Löschmittel")
    hinein, kann es ausgehen;

Ich muss also

mit Bedacht

in der richtigen Umgebung

genau das Richtige tun,

damit ich die Vorteile des Lagerfeuers genießen kann.

"Und dann kommt ein Orkan mit einem heftigen Regenschauer ..."

(1987)

Es macht mich glücklich, wenn ich wieder eine Aufgabe erledigt habe. Zum einen kann ich sie vom meiner Tafel nehmen und zum anderen kann ich dann etwas Neues anfangen. Meine Liste an "offenen Posten" ist lang und somit habe ich stets genug Auswahl an Dingen, die ich aktuell auch tatsächlich machen möchte.

Übrigens: Je kleiner ich die Aufgaben schneide, desto länger wird die Liste, umso größer ist die Auswahl und die Wahrscheinlichkeit, dass ich schon bald wieder eine Aufgabe entfernen kann.

(1987)

Es gibt zwei Geschichten, die mir besonders gut gefallen:

✳

Ein Weißer meinte zu einem Jungen: "Binde Dein Kamel an und vertraue dann auf Allah!". Der Junge ließ sein Kamel über Nacht unangebunden stehen. Er vertraute darauf, dass Allah wachen würde. Am nächsten Morgen war sein Kamel verschwunden.

✳

Zwei gottgläubige Bauern bleiben mit ihren Wägen im Morast stecken. Als dann ein Engel kommt, hilft er dem Bauern, welcher fluchend seinen Karren versuchte zu befreien, statt dem Bauern, der nur betend auf dem Bock sitzen geblieben war.

✳

Beide Fälle sagen mir, dass Taten wichtiger sind als reiner Glauben, blindes Vertrauen oder gedankenlose Verehrung. Ich habe noch viele Geschichten gefunden, in denen Untätigkeit im Namen des Glaubens abgelehnt oder gar bestraft wird.

(1987)

Auf einer Insel im Südpazifik stürzen sich alljährlich Menschen mit einer Liane am Fuß in die Tiefe. Vor gut sieben Jahren kam dabei wohl schon jemand ums Leben. Dieses Jahr ist jemand an einem Gummiseil erfolgreich vom Eiffelturm gesprungen. Dies würde doch auch keiner "einfach so" nachmachen.

Wie hier, so ist es auch in der Physik und der Chemie klar,
dass man erst die Materie verstehen muss,
bevor man es selbst ausprobiert.

Leider hört die Vorsicht der Menschen bei Diäten und gewissen anderen "Heilmethoden" auf. Dabei können auch hier schlimme, irreparable Folgen für den Körper entstehen. Mangelerscheinungen durch "falsches Essen" und Muskelverspannungen durch eine "falsche Massage" sind dabei sogar erst einmal noch harmlos.
Wenn die Leber zerstört ist oder gar die Blutzufuhr zu gewissen Körperteilen blockiert wird, dann ist das schon viel weniger lustig.

Deshalb sollte der Geiz (um Zeit und Geld), selbst für so banal klingende Sachen wie abnehmen, entspannen und sich "verarzten", in den Hintergrund gestellt werden.
Selbst eine sehr kleine Schnittwunde kann sich böse entzünden.
Daher ist ein echter Experte immer anzuraten.

Immerhin haben die viel Zeit (und Geld) investiert,
um sich mit der Materie zu befassen.

(1987)

Und wieder ist es Weihnachten. Und wieder gibt es einen Schnaps nach dem fetthaltigen und reichlichen Essen.

Ich finde, dass man beim Alkohol genau sieht, wie Körper und Geist ticken:

Jemand, der regelmäßig kleine Mengen konsumiert, gewöhnt sich daran und kann sehr ungnädig werden, wenn die gewohnte Dosis ausbleibt. Mit der Zeit steigert sich sogar das Verlangen. So trank man anfangs vielleicht nur ein Glas am Abend. Später dann noch zusätzlich mittags und irgendwann hat man sogar schon morgens Lust darauf. Und ehe man sich versieht, wird man als Alkoholiker beschimpft. (Leider manchmal zu Recht.)

Anders, wenn man sich alle Jubeljahre mal komplett betrinkt. In dem Fall konsumiert man vielleicht mehr als jemand, der täglich trinkt.

Allerdings ist über die Menge hinaus auch noch der Zeitraum ent-scheidend. Je kürzer dieser zwischen dem immer wiederkehrenden Ereignis ist, desto schneller gewöhnt man sich daran.

Bei Alkohol, Koffein und anderen Drogen ist das natürlich negativ.

Für solche Dinge, die man erlernen, umlernen und / oder sich aneig-nen möchte, ist dies
                eine positive Eigenschaft und somit eine hilfreiche Methode.

(1987)

Ich frage mich, warum Menschen so lax mit den Berichten von Nachteilen und deren Auswirkungen umgehen, sofern ihnen diese bislang unbekannt waren. ("bekannt" im Sinne "selbst einmal erlebt haben".)

Auch ich kann nur <u>versuchen</u>, mich in die Situation hinein zu versetzten. Und das, obwohl mir eine sehr gute Vorstellungskraft nachgesagt wird.

Für mich privat bedeutet das: Es ist wichtig, die negativen Seiten zu kennen. Da ich aber die Nachteile dessen, was mir "fehlt", nur schwer abschätzen kann, konzentriere ich mich auf die Vorteile dessen, was ich besitze.

(1988)
Freunde, die viel von der Vergangenheit erzählen,
                              wirken oft traurig oder gar verbittert;
Freunde, die viel von ihren Plänen erzählen,
                              wirken oft gehetzt und frustriert;
Freunde, die nur "von Moment zu Moment" leben,
                    sehe ich kaum und sind leider oft unzuverlässig;
Die Freunde, mit denen ich am Besten klar komme,
          erzählen von der Vergangenheit
          (um daraus zu lehren oder selbst noch zu lernen),
               planen grob für die Zukunft
               (um für die Gegenwart wichtige Aktionen zu bestimmen)
                    und leben tatsächlich den Augenblick.

(1988)

Meine Freundin äußerte, dass es brutal klingt, wenn ich davon rede, eine Aufgabe zu *erledigen*. Sie denkt dabei an Mord und Totschlag. Ich pflichtete ihr bei und erklärte, warum das gut so ist. Dabei ist es egal, ob ich eine Liste im Kopf habe oder auf Papier:

Einen Haken setzen = zum Vorhandenen dazu kommt ein Haken;

Etwas streichen = ich pinsele das Vorhandene an;

In beiden Fällen bleibt die Sache präsent und benötigt Platz.

Nach dem Erledigen (um bei ihrer Metapher zu bleiben)

blicke ich auf die Überreste (die Notiz mit der Aufgabe),

freue mich darüber, dass ich gewonnen habe und

entsorge die Leiche (schmeiße den Zettel weg).

Danach verschwende ich keinen Gedanken mehr daran.

(1988)

In der Grundschulzeit lernte ich häkeln und stricken. Dann habe ich es ewig vermieden. Als ich es nun wieder machen wollte, dachte ich, dass ich alles vergessen hätte. Erst als ich schaffte, das Nachdenken zu vermeiden, ging es wieder einwandfrei.

Ergo:

Statt Denken, einfach machen und dem Muskelgedächtnis vertrauen.

(1988)

Das Aussehen eines Menschen verändert sich von Jahr(zehnt) zu Jahr(zehnt). Darauf hat der Mensch nur einen begrenzten Einfluss.

Der Charakter eines Menschen kann sich von Ereignis zu Ereignis ändern. Hier hat der Mensch einen fast unbegrenzten Einfluss.
(Im Grunde scheint sich nur der Mensch selbst diesbezüglich Grenzen zu stecken.)

Ergo: Mir ist der Charakter wichtiger als das Aussehen!

(1988)

Ich habe erlebt, dass Mitschüler den Lernstoff fast Wort-für-Wort aus dem Buch oder Heft zitieren konnten. Wenn ich dann allerdings genauer hinterfragte, was diese Worte bedeuteten, erntete ich leider oft genug einen glasigen Gesichtsausdruck. Teilweise ergab es sich dann, dass bei einer Stegreif- oder Schulaufgabe Antworten zu eben diesem Lernstoff falsch waren oder gar fehlten.
Ergo: Hier wurde wohl stupide auswendig gelernt, ohne zu denken.

Meiner Meinung nach kommt dasselbe heraus, wenn man versucht zu denken, ohne vorher Informationen erhalten zu haben.

Denn "Denken" bedeutet für mich:
Möglichst viele Annahmen, Angaben und Fakten sammeln, miteinander abgleichen, vergleichen und dann Rückschlüsse ziehen.
Dabei prägt man sich die Daten sogar gleich ein = "Lernen".

(1988)

Ich treffe immer wieder auf Menschen, die viel versprechen wenn der Tag lang ist. Oder sie erzählen von ihren vielen Vorhaben.

Leider hapert es gerne an der Umsetzung. Teilweise weil "ständig was dazwischenkommt". Manchmal weil es eben "nicht so einfach ist" oder auch weil es schlichtweg vergessen wird.

Ich unterstelle hierbei keine Mutwilligkeiten! Auch ich habe (für mich gesehen) zu oft meine liebe Not, meinen Worten Taten folgen zu lassen. Zum Glück hat mein Vater mir ein System beigebracht, wie ich, zumindest über die wichtigsten Dinge, den Überblick behalte:

> eine "Schauwand der Aufgaben".

(1988)

Ich werde immer wieder gefragt, wie ein Ex-Partner so starke Hass-Gefühle hervorrufen kann. "Ich will __ doch einfach nur vergessen."

Ich erklärte es (mir) wie folgt:

Je stärker das Gefühl der Liebe zu einem Partner war,

> desto stärker konnte dieser einen beeinflussen

> > und letzten Endes verletzen.

Umso mehr wir verletzt wurden,

> umso tiefer prägt sich das Ereignis ein.

Kurz:

> Je größer der Hass, umso tiefer war die Liebe

(1988)

Es gibt so viele alte Bauwerke aus Stein. Und auch noch heute wird damit gebaut und gepflastert. Sogar Statuen wurden geschaffen und wichtige Botschaften in Stein gemeißelt. Richtig verwendet scheinen sie ewig zu halten.

Leider treffe ich immer wieder auf Menschen, die ihre Steine nehmen, um eine Mauer zu bauen. Wenn genug Steine auf ihrem Weg sind, dann bauen sie sich sogar einen Turm. Und das nur, um sich verkriechen zu können.

Wenn sie dann jemanden treffen, der ihnen wichtig erscheint, dann beginnt der innere Kampf. Die Mauern sind dick, hoch und stabil. Sie sind über Jahre gewachsen. Und jetzt sollen sie sich am besten über Nacht in Luft auflösen?! Natürlich kann auch ich ungeduldig sein. Doch:

Bitte! In einem logischen Maß.

(1988)

Es gibt Menschen, die mich als dumm bezeichnen, da ich über die Gleichberechtigung wettere und versuche "um jeden Preis" gerecht zu sein. So habe ich jemandem den Vortritt gegeben, da ich überzeugt war, dass dieser sich mehr eignet als ich. Nur wenige bekamen das mit. Soweit ich weiß, tappte selbst der "glückliche Gewinner" im Dunkeln. Den Erfolg des anderen zu sehen, bereitet mir sehr große Freude und ich bin mir sicher, dass diese geringer ausgefallen wäre, wenn ich an seiner Stelle gewesen wäre.

Ergo:

Ich bin mit dieser Entscheidung immer noch glücklich!

(1988)

Ich bin mit klassischer Musik, Schlager, Rock usw. aufgewachsen.
Je nach Laune höre ich mehr die eine oder andere Musikrichtung.
Mit dieser härteren Metal-Musik konnte ich bislang allerdings wenig
anfangen. Dann hat mich mein Papa zu einem Konzert geschleift.
Also die Balladen waren die schönsten, die ich je gehört habe!

Und damit pflanzte sich eine Idee in mein Hirn:

Was kommt dabei raus, wenn man diese richtig harte Metal-Musik
mit klassischem Gesang statt mit Gegrunze begleitet?! Ja, zwei
Welten träfen aufeinander und ich bin mir sicher, sie würden gut
miteinander harmonieren.

Eine andere Möglichkeit wäre, einzelne Instrumente durch klassische
zu ersetzen. Ich stelle es mir als sehr schön vor: Einen Kontrabass
(oder vielleicht besser zwei Celli) als Liedmelodiegeber und dann
zwei Gitarren als Taktgeber… Hm… es gibt so viel, was ich gerne
ausprobieren würde. Doch leider spielen meine Freundin und ich nur
Flöte und Klavier und etwas Gitarre. Vielleicht ergibt sich ja einmal
etwas. Für den Moment jedenfalls überlege ich mir, die eine oder
andere "Abfall-Metall-Gruppe"* doch in meiner Plattensammlung
aufzunehmen.

Und wieder hat es sich gezeigt, dass der Mensch,
und somit die Dinge um ihn herum, sehr vielschichtig ist.

(*) so bezeichne ich gerne diese härteren Bands; denn es gibt nur ein H als Unter-
scheidung zwischen Thrash, wie es wirklich heißt, und Trash, wie ich es gern nenne.

(1988)

Auch ich kann mich irren! Dies hat der gestrige Abend einmal mehr
gezeigt. Sonst hatte ich immer das Gefühl, dass die Männer mich wie
ein Stück Frischfleisch mustern, während die Frauen mich lediglich
als Konkurrenz betrachten. Die Wände trieften regelrecht vom Neid
und der Missgunst und von den Lügen beider Geschlechter.

Ich war schon fast überzeugt, dass Menschen, die wie ich versuchen
das Leben zu genießen statt zu beurteilen, nur noch sehr rar gesät
sind. Und dann stolpere ich mit einer Freundin in einen ganzen Pulk.
Erstmals habe ich mich in einem mit unzähligen Menschen gefüllten
Raum wohl gefühlt und konnte den Abend in vollen Zügen genießen.

(1988)

Ein Buch zu besitzen, ist kein Beweis dafür,

  es auch gelesen zu haben.

Ein Buch gelesen zu haben, ist kein Beweis dafür,

  es auch verstanden zu haben.

Ein Buch verstanden zu haben, ist kein Beweis dafür,

  dieses Wissen auch einsetzen zu können.

Erst lese ich (und ermittle eine "Fachkraft ").

  Dann lerne ich zu verstehen (durch Fragen und weitere Literatur).

  Dann optimiere ich mein Wissen (durch Mini-Experimente).

  Und erst wenn ich es verinnerlicht habe,

  versuche ich das Wissen für meine Zwecke einzusetzen.

Mit dieser Methode (LLOVE) bin ich bislang am Besten gefahren.

(1988)

Und immer gibt es etwas Neues zu entdecken:

Ich lernte in letzter Zeit Menschen kennen, die einfach versuchen, ihr

Leben zu genießen. Das Besondere dabei:

Sie sind gerne für andere da und

versuchen zu helfen, wenn sie können.

Und dadurch, dass sie (selbst Fremden gegenüber) tatsächlich nach
dem Motto *"Niemand suche das Seine, sondern was dem andern
dient." (frei nach 1.Kor. 10,24)* leben, haben sie meine Hypothese
bestätigt:

Alle Mitglieder der Gemeinschaft profitieren.

(1989)

In meinen Heften verwende ich gerne römische Zahlen bei den Über-
schriften. So kamen eine Freundin und ich ins Gespräch über die
sogenannten Standards. Ich erzählte davon, wie ich in der Kindheit
einmal eine sechs kassiert hatte, weil ich Zahlen meist "japanisch"
schrieb. (z.B: Eins ohne Aufstrich, Neun ohne Bogen unten)

Wir gingen die Standards verschiedener Zeiten und Länder durch
und waren fasziniert von der Vielfalt (auch anderer Bereiche).

Nur schade, dass wir uns nur in wenigen Fällen für das entscheiden
können, was uns gefällt. Ohne Ärger zu bekommen. Zumindest kann
uns keiner die von uns präferierte Form der Begrüßung verbieten.

(1989)

Meine Freundin wunderte sich darüber, dass ich so ausgeruht und fröhlich wirkte, obwohl ich richtig bösen Ärger in der Schule hatte. Tja, ich habe mir eben irgendwann angewöhnt, dass ich meine Alltagssorgen im jeweiligen Tag lasse.

Sprich:
Bevor ich mich abends aufs Bett vorbereite, schreibe ich nieder, was mich wurmt oder gar bedrückt. Während ich die Worte aufs Papier bringe, stelle ich mir vor, dass sie aus meinem Geist fließen. So sind sie anschließend im Buch statt in meinem Gehirn.

Wenn ich es noch einmal lese, dann fallen mir manchmal Sachen ein, die ich versuchen kann. Die schreibe ich auf einen extra Zettel oder an meine Tafel.

Denn diese Dinge (sowie die Möglichkeit, dass am nächsten Tag etwas Vergleichbares geschieht) sind aktuell noch fiktive Hürden, welche erst noch (frühestens in dieser Nacht) aufgestellt werden.

Weshalb sollte ich mir also jetzt den Kopf darüber zerbrechen?!

Übrigens fallen mir beim "Verbannen" der "negativen " Sachen auch immer noch positive Ereignisse ein, die ich am Ende festhalte.

(1989)

Kleine Kinder lernen (wie Welpen) durch Spielen und Nachahmen. Je älter sie werden, desto mehr versuchen sie, eigene Erfahrungen zu machen. Dabei kopieren sie in erster Linie weiterhin andere. Leider mit Vorliebe die vermeintlich Stärkeren.

Schade, dass Intelligenz so unattraktiv auf die Mehrheit wirkt.

Noch viel bedauerlicher finde ich, dass ich so viele Menschen kenne, welche ihre bereits vorhandene Intelligenz ignorieren, sobald sich ein "Alpha" in ihren Dunstkreis begibt.

(1989)

Jetzt wurde ich doch tatsächlich gefragt, weshalb man, sobald etwas schief geht, zuerst auf die Folgen schauen soll.

Die Antwort war für mich immer selbstverständlich:

Auch wenn man die Ursache kennt oder gar einen (vermeintlichen) Verursacher findet, so bleiben doch die Konsequenzen bestehen. Gerne scheinen sich diese negativen Effekte auch noch auszubreiten. Daher finde ich, dass höchste Eile geboten ist, sobald man entdeckt, dass etwas anders läuft, als es denn sollte, um (vor allem für andere) möglichst viel Schaden zu vermeiden.

Erst Schadensbegrenzung!
Dann Analyse, um daraus zu lernen.

(1989)

Ich schmunzle, wenn ich an freudige Momente zurück denke. Doch leider fällt es mir schwer, das Gefühl während einer Feier wieder zu erleben. Auch wenn die Feier lustig und lang und schön war: Es war eben nur Spaß. Ergo:

Spaß ist schön und beschert Glücksgefühle.
                                        Bis der Spaß wieder vorbei ist.
Freude ist auch schön, doch
                        sie ist irgendwie gediegener und langlebiger.

(1989)

Ich lese und beobachte öfter einmal, dass jemand von seinen Gefühlen überwältigt wird. Auch ich stelle immer wieder fest, dass ich Momente habe, in denen sie außer Kontrolle geraten. Unabhängig davon, ob es sich nun um sogenannte positive oder negative Emotionen handelt, empfinde ich dies im Nachhinein als unangenehm.
Andererseits:
Komplett dicht zu machen (und möglichst wenig zu fühlen) sehe ich ebenso als problematisch an. Denn ich sperre meine Empfindungen nur in mich ein.
 Das schlägt mir dann im wahrsten Sinne des Wortes auf den Magen.

Also übe ich mich darin, meine Begeisterung und auch Abneigung in dem Maß herauszulassen, in dem mein Kopf noch funktioniert.

Und zwar jedes Mal.
Damit keine "Ablagerungen" entstehen.

(1989)

Das Bild der anderen ist unumstößlich:

Wenn sie sich eine Meinung über etwas gebildet haben, dann halten sie daran fest. Selbst wenn sie sich selbst nie Gedanken über die Umstände oder gar die Hintergründe gemacht haben. Vor allem, wenn sie schlecht über jemanden denken. Je nachdem, wie dieser dann darauf reagiert:

Sie finden eine Erklärung, die ihre Meinung untermauert.

Aus diesem Grund ist mir unbegreiflich, weshalb viele Menschen an unüberlegte, unreife und abstruse Kritik so viel Energie verschwenden. Wo sie doch eine konstruktive Meinung so perfekt ignorieren können.

(1989)

"Wegwerfen statt Reparieren"

ist

eine Einstellung, welche unser Sein in allen Bereichen beeinflusst.

In letzter Zeit habe ich immer mehr Menschen kennengelernt, die Sachen lieber neu kaufen anstatt sich die Mühe zu machen, zu prüfen, ob das Alte wieder hergerichtet werden kann

oder gar sowieso noch gut genug (für jemand anderen) ist.

Genausowenig scheinen sie Energie in die Reparatur ihrer Beziehungen stecken zu wollen.

(1989)

In Papas Firma hängt eine lange Tafel mit den ganzen Touren (und dem jeweiligen Status). Diesen werden dann die Fahrer zugeordnet.

Ich habe das Prinzip für mich übernommen,
da es mir mein Leben erleichtert.

Zum einen kann ich die Themen in gewisser Weise vergessen, da ich sie immer präsent habe.

Zum anderen kann sich so eine Familie (oder auch Arbeitskollegen), quasi ohne Druck, prima selbst organisieren.

So habe ich es erlebt, dass ein Fahrer von sich aus die Damen der Disposition auf eine Tour ansprach, als er gesehen hatte, dass diese noch offen war. Auch kann es ja (vor allem im Arbeitsumfeld) vorkommen, dass man eine anstehende Tätigkeit weniger mag,
während ein anderer diese gerne macht.

Natürlich kann man mit solch einer Aufgabentabelle auch seiner Faulheit frönen: Man wartet einfach ab, bis ein anderer die Arbeit erledigt. Dies kann auch ohne böse Absicht geschehen.

Deshalb braucht es jemanden, der einerseits diese Tafel auf dem aktuellen Stand hält und andererseits dafür sorgt, dass ALLEN bewusst wird, dass Faulheit und Untätigkeit zwei Paar Stiefel sind.

So kann jeder profitieren.

(1989)

Mir begegnen immer mehr Menschen, die von Asien begeistert sind. Ihnen gefallen die Bauwerke, die Harmonie, die Atmosphäre. Sogar mit dem chinesischen Horoskop wird sich beschäftigt.

Ich habe das Land von einer anderen Seite kennengelernt. Einige Traditionen machen mir dort das Leben sehr schwer. Was mir gefällt ist die Logik, welche hinter vielen Lebensweisen, Methoden und Gewohnheiten steckt.

So ist klar, dass ein Wäscheberg im Zimmer beim Schlafen stört: Einerseits ist es eine unerledigte Aufgabe, die beim Einschlafen präsent ist. Andererseits könnte sich ein Raubtier dahinter verstecken. Also ist es naheliegend, dass sich der Berg als lauerndes Raubtier in unserem Unterbewusstsein manifestiert. Ein tatsächlich erholsamer Schlaf ist damit unmöglich. Ebenso, wenn Unruhe im Raum herrscht (Lärm-, Licht-, Schatten-Spielereien etc.).

Desweiteren ist es einfach nur selbstverständlich, Systeme zu verwenden, welche stets helfen die Übersicht zu behalten.

Auch gilt es als weise, nach der Meinung anderer zu fragen und konstruktive Rückmeldungen zu geben. Dazu gehört dann, diese zu überdenken und gegebenenfalls sogar etwas zu verändern.

Logisch ist es auch, auf seinen Körper zu hören. Der weiß am besten, was ihm fehlt.

Und so weiter und so weiter usw. ...

(1989)

Ich erlebe es immer wieder, dass das Alter einer bestimmten Person mit der möglichen Lebenserfahrung gleichgesetzt wird. Dabei ist das Leben doch so vielfältig und dem Schicksal ist es auch egal, wie alt wir sind. Ich habe Kinder getroffen, die mit zehn Jahren schon mehr erlebt haben, als gewisse Erwachsene in vierzig Jahren.

Für mich habe ich vier "Alter" definiert:

kindliches = wie unbedarft, verspielt & (aus)gelassen man sein kann

geistiges = Lebenserfahrung und das, was man tatsächlich gelernt hat

körperliches = wie die Zellen, Muskeln usw. beschaffen sind

tatsächliches = das, was auf dem Papier / in unserem Ausweis steht

Man sagt mir immer wieder, dass ich durch meine Neugier, meine Familie und die vielen Schicksalsschläge eine Menge erlebt und vor allem auch gelernt habe. Leider hat dies auch zur Folge, dass ich mit Ideen, Vorschlägen und Konzepten bzw. Bedenken, Ratschlägen und Warnungen ankomme, welche dann ignoriert werden.

Ich sehe einfach zu jung aus.

Überdies erklärte mir mal einer meiner Lehrer, dass einige viele meiner Gedanken unserer Zeit weit voraus sind. (Sad but true)

(1989)

Etwas zu fühlen bedeutet, dass ich mich persönlich involviere.

Die Sache wird zu etwas persönlichem.

Somit beeinträchtigen Gefühle mein Denkvermögen, denn es fällt mir schwer, objektiv zu bleiben. Je stärker ich fühlte, desto mehr musste ich kämpfen, um mir meine Neutralität zu wahren.

Hass ist ein starkes Gefühl. Zudem noch ein negatives, das meine Laune herunterzog und andere Empfindungen wie Trauer oder Schmerz hervorrief. Mit zunehmendem Gefühlschaos verlor ich die Kontrolle über mein Denken und Handeln. Die Folge war, dass ich mehr und mehr Kraft investieren musste, um aus dieser Teufels-spirale wieder heraus zu kommen.

Ergo:

Hassen

(egal wen, was, warum)

ist anstrengend!

(1989)

RHOR:

R ede erst mit Dir.

H öre Dir dabei zu.

O rdne so Deine Gedanken und erst dann:

R ede mit mir oder jemand anderem.

(1989)

Oh, Du hektische Weihnachtszeit.

Da versuchen alle, wieder alles auf einmal zu machen.

Doch Menschen sind
     keine Maschinen und erst recht
     keine Computer, die Programme parallel laufen lassen können.
         (Auch wenn sie dies gerne stolz von sich behaupten.)

Zum Beispiel:
        Stricken und gleichzeitig fernsehen:

Wer bekommt noch mit, was in der Glotze läuft,
       sobald er die Maschen zählt oder gar
         merkt, dass eine von der Nadel gefallen ist?

Genauso:

Wer strickt tatsächlich noch weiter,
         wenn es im Film spannend wird?

Also ich beuge ich in dem Fall vor. Und wenn es länger dauert, finde ich meine Hände entweder vor dem Mund oder auf meinem Schoß wieder.

         Welche Überraschung

(1990)

Gewisse Dinge will man einfach nur vergessen, da es immer wieder weh tut, wenn man an sie erinnert wird. Unabhängig davon ob es ein Lebewesen, ein Ereignis oder ein Gegenstand war.
Leider verhält es sich wohl so:

Je mehr wir etwas gern hatten,
desto schmerzlicher ist es, wenn es weg ist.

Und wenn sich dann noch zum Beispiel die Wut oder Schuldgefühle (über den Verlust) einmischen, dann scheint es umso unmöglicher, mit der Sache abzuschließen.

Ich versuche die verschiedenen Gefühle zu trennen. Dann nehme ich erst einmal diesen Nebengefühlen (wie Wut und Schuld) den Wind aus den Segeln. Dazu suche ich deren Ursache und spreche sie direkt an. Erst danach befasse ich mich mit der Ursache für den Schmerz: Ich erinnere mich an all die schönen Momente und versuche mich daran zu erfreuen, dass ich sie erleben durfte.

Ja, der Schmerz bleibt!

Doch immer öfter zaubert er mir ein Lächeln in mein Gesicht, da ich mich glücklich schätze, diese wichtigen Begleiter in meinem Leben gehabt zu haben.

Daher lautet mein Konfirmations-Spruch auch: *(Matthäus 5,4)*
"Selig sind, die da Leid tragen; denn sie sollen getröstet werden."

(1990)

Wenn ich etwas höre, dann muss ich mich damit beschäftigen und versuchen es anzuwenden. Auch wenn man mir etwas zeigt, probiere ich es selbst aus. Nur so kann ich mir *wirklich* merken, was ich lernen möchte.

Daher bevorzuge ich die "Mitmach-Schulungen".

Schade, dass sich viele keine Zeit nehmen, die Dinge danach auch noch zu wiederholen. Ich meine über einen längeren Zeitraum von wenigstens Tagen oder Wochen hinweg.

Denn nur
wenn man etwas immer wieder anwendet
kann man es tatsächlich lernen
ohne es wieder (komplett) zu vergessen

(1990)

Es gibt Dinge, an die ich (ohne Beweise) einfach nur glaube. Es gibt zu viel schlichtweg Unerklärbares. Selbst Wissenschaftler sind auf den "Glauben" angewiesen. Denn Ihre Hypothesen (und die daraus folgenden Theorien) sind auch nur Annahmen. Oft begründet durch das anfängliche Fehlen von Gegenbeweisen, können manche später dann im Laufe der Zeit widerlegt werden.

So gesehen frage ich mich:

"Was wissen wir denn tatsächlich?!"

(1990)

Delegieren wird gerne mit Faulheit gleich gesetzt.

Und Faulheit mit Untätigkeit.

Für mich sind dies drei unterschiedliche Sachen:

Um faul sein zu können, werden viele Menschen sehr erfinderisch. Sie investieren teilweise mehr Zeit und Energie in die Vereinfachung oder gar Verhinderung einer Sache, als sie für die Erledigung brauchen würden. Somit sind sie keineswegs untätig.

Ähnlich verhält es sich mit der Untätigkeit. Hier habe ich beobachtet, dass man sich von der anstehenden Aufgabe (mit anderem) ablenkt.

Auch Delegieren kann anstrengend sein. Teilweise muss man dem, der die Tätigkeit übernehmen soll, noch eine Einweisung geben.

Dies und der negative Ruf des Delegierens schreckt anscheinend so manche davon ab, es zu tun. Dabei sehe ich hierin so viele Vorteile:

(a) Es gibt mehr als einen, der die Arbeit machen kann. Man schafft sich also eine Vertretung (für Urlaub, Krankheit etc.).

(b) Eventuell macht es demjenigen sogar mehr Spaß, wodurch er es vielleicht sogar gründlicher und schneller erledigen kann.

(c) Man gewinnt Zeit, welche dann in Tätigkeiten investiert werden kann, die einem mehr liegen (und die auch wichtig sind).

(1990)

Ich habe mir in letzter Zeit viele Gedanken um ältere Menschen und deren Gewohnheiten gemacht.

Interessant finde ich, dass diejenigen, die gerne Rätsel lösen und sich mit anderen unterhalten, noch lange fit im Kopf sind.

Im Gegenzug haben die, die ungern nachdachten und lieber in ihrem "Alltagstrott" gefangen blieben, schon frühzeitig Schwierigkeiten, sich auf Sachen zu konzentrieren und sich Dinge zu merken.

(1990)

Es gibt Menschen, die denken, dass ich lüge. Für sie ist es wohl unvorstellbar, dass jemand nur ehrlich sein kann. So finden sie auch ohne Schwierigkeiten genügend Beweise für ihre Behauptung. Es wird etwas aus seinem Zusammenhang gerissen und notfalls noch etwas gedreht und gewendet. Bis es passt. Natürlich behaupten sie, dass ich es genauso mache. Auch mir selbst gegenüber. So übersehe ich angeblich, dass ich eben tatsächlich ständig lüge.

Möglich, dass sie recht haben.

Ich halte dennoch an meiner Wahrheit fest.

Denn ich lebe gut damit, schaffe viel, genieße mein Leben trotz vieler Widrigkeiten, schade niemanden und bin im Inneren die meiste Zeit ausgeglichen, voll Freude und somit voll Energie.

Und sie?

(1990)

Ich mag meinen Vater und bin auch sehr stolz auf ihn!

Zum Beispiel schaut er darauf, dass sich in der Firma alle verstehen und zusammenarbeiten können. Dazu packt er auch mal selber mit an und zeigt seinen Respekt. Im Gegenzug werden seine Worte wertgeschätzt. Ich hoffe, dass ich später dann auch so ein guter Arbeitgeber bin, der, gemeinsam mit den Angestellten, gerne den Betrieb am Laufen hält.

(1990)

Meine Haare sind dünn und glatt, während meine Kusine dicke, gelockte Haare hat. Immer wieder standen wir voreinander und wünschten uns, dass wir tauschen könnten.

Dies habe ich schon öfter (auf die verschiedensten Dinge bezogen) beobachtet.

Ich denke:

Da man die Nachteile dessen, was man selber hat, nur zu gut kennt, hofft man auf das, was der andere hat. Manchmal sind einem die Nachteile des anderen unbekannt oder man geht davon aus, dass die Nachteile des anderen, für einen persönlich, weniger schwer wiegen.

Ergo:

Ich versuche die Vorteile dessen, was ich habe,

mehr zu würdigen.

Denn das Jammern kostet mich nur Zeit und Nerven.

(1990)

Es ist traurig:

Ich lehne mich zurück und beobachte meine Mitmenschen, um sie
einzuschätzen und vielleicht von ihnen zu lernen. Auch lasse ich
ihnen gerne den Vortritt, wenn sie sich profilieren wollen.

=> Sie denken, ich bin zu introvertiert;

Ich bin neugierig und stelle Fragen, um weitere Details zu erfahren.

=> Sie denken, ich bin zu dumm, um es auf Anhieb zu verstehen;

Ich bitte um eine Bewertung meiner Leistung oder frage nach der
Meinung anderer, um abschätzen zu können, ob ich noch auf dem
richtigen Weg bin.

=> Sie denken, ich bin zu unfähig, mich selbst einzuschätzen;

Unter dem Strich denken sie, dass es mir an Selbstbewusstsein fehlt.

Wenn sie sich näher mit mir beschäftigen würden, könnten sie unter
Umständen auch mal versehentlich was dazu lernen.
Nur gut,
dass ich in den Kursen das Gegenteil wiedergespiegelt bekomme.
Sonst könnte ich vielleicht eines Tages in Versuchung geraten,
ihnen zu glauben.

(1990)

Wer Blumen auf einem fremden Feld pflücken möchte, der setzt sich
ungeahnten Gefahren aus:

    Der Besitzer könnte sich beschweren.

    Tiere können im Gras lauern.

    Die Blumen können durch gewisse Mittel schädlich sein.

Und ja, auch ein Komet könnte auf einen fallen.

Doch ist irgendwas davon ein echter Grund,

        um auf das Blumenpflücken zu verzichten?

Meistens denkt man doch nur daran, wie schön die Blumen sind und
ignoriert die Gefahren. Und man kehrt glücklich mit einem Sträuß-
lein nach Hause zurück.

Weshalb fällt es dann vielen so schwer, diese Unbedarftheit

        auch auf andere Dinge in ihrem Leben anzuwenden?

Natürlich ist es Blödsinn, nun ungestüm in den Wald zu rennen und
sich zu verlaufen. Doch allein dadurch, dass man immer mal neben
den Weg schaut, und sich auch einmal etwas weiter von der gewohnten Route entfernt, kann man (viele) neue Sachen entdecken

        und

ich denke

    auch wirklich das Leben genießen.

(1990)

Meine Mutter bezeichnet mich oft als schlechte Gastgeberin.

Ich sehe es relativ, da ich folgende Vorteile sehe:

- o "Neider" freuen sich (weil sie besser sind)
- o Freunde genießen es aus mindestens zwei Gründen *)
- o Ich verschwende keine Energie

*) Warum es meine Freunde genießen?

(a) Sie können sich bei meinem Gegenbesuch leichter entspannen:

kein lästiges Grübeln, was sie besorgen müssten

kein hektisches Aufräumen und Putzen

kein ständiges darauf achten, ob ich noch "versorgt bin"

(b) Sie können sich entspannen und "wie zuhause fühlen":

keiner, der ständig nachfragt, ob sie noch was wollen/brauchen

kein "perfekter Gastgeber" => kein "perfektes Benehmen" nötig

(1990)

Vor einiger Zeit wurde ich wieder an den Vers aus *2. Korinther 8,12*
"Denn wo der gute Wille da ist, ist er willkommen mit dem, was er
vermag, mehr verlangt man nicht." erinnert, da eine Dame meinte,
dass sie wahrscheinlich in der Gruppe fehl am Platz sei. Sie war die
einzige "Anfängerin". Wir baten sie, zu bleiben. Und letzten Endes
stellte sich heraus, dass sie viele verborgene Talente besaß. Wir alle
hatten eine sehr schöne Zeit und lernten auch viel Neues.

Ich freue mich sehr auf das nächste Mal.

(1990)

Mich nervt es, wenn Leute mir sagen, was ich wann machen soll.

!!! Ich habe einen Zeitplan !!!

Wenn ich neue Aufgaben oder Termine erhalte (unabhängig ob von jemand anderem oder mir selbst), dann werden diese dort mit einge-flochten. Dazu bewerte ich die Dringlichkeit:

1. Welcher Vorteil ergibt sich für andere?
2. Kann ein anderer die Aufgabe besser machen (Qualität) als ich?
3. Wieviel Zeit wird zur Erledigung benötigt?
4. Welcher Vorteil ergibt sich für mich?

Je niedriger die Priorität, desto größer die Wahrscheinlichkeit, dass ich etwas ablehne oder komplett entferne. Und nur wenn ich keine Ausnahmen zulasse, kann das System reibungslos funktionieren!

(1990)

Weihnachten in meiner "Stammkneipe": dicke, hohe Mauern; wohin man auch blickt. Hier und da lugt mal einer neugierig um die Ecke. Wahrscheinlich nur, da man sich heute unter gleichgesinnten wähnt. Bei manchen hatte ich den Eindruck, dass sie in ihrer Mauer nur ein winziges Guckloch haben, welches sie schnell wieder zu machen können. Ich fand es schön, dass einige sich zu mir auf meine niedrige Mauer setzten und wir sehr interessante Gespräche über die Steine führten, welche uns das Universum in den Weg schmeißt. Die vielen Optionen, die es gibt, um dennoch weiter voranzukommen, haben sie erstaunt.

(1990)

Immer wieder beobachte ich Gruppen, die bestenfalls um den heißen Brei reden, wenn einigen Anwesenden ein Thema bekannt ist, das aus irgendwelchen Gründen als "heikel" definiert wird.
Wenn dann die Gruppe auseinandergeht und das Thema erfolgreich ignoriert wurde, dann

scheint ein Aufatmen durch alle Beteiligten zu gehen

... bis zum nächsten Mal ...

Ich habe das Gefühl, dass sich das Unbehagen steigert.
Ebenso wächst die Mauer, die um das Thema herum gebaut wird.

In England spricht man von "einem Elefanten im Raum" (elephant in the room). Ich muss stets bei der Vorstellung schmunzeln, wie alle krampfhaft (versuchen) einen leibhaftigen Elefanten (zu) ignorieren. Und ebenso sehe ich dabei den Elefanten wachsen. In der Hoffnung, dass er endlich doch einmal gesehen wird.

Ich habe noch nie erlebt, dass es "Puff" machte und die Mauer bzw. der Elefant verschwand. Eher noch hat sich die Gruppe aufgelöst.

Meine Schlussfolgerung ist:

Ein "heikles Thema" muss benannt werden.

Und je früher dies geschieht, desto einfacher ist es.

(1991)

Ich wurde neulich gefragt, ob man auch zu viel lernen kann. In dem konkreten Fall hatte ein Mitschüler gebüffelt und dennoch den Test verhauen.

Meine Antwort: "Ja!"

Ich habe festgestellt, dass ich kurze Lerneinheiten brauche. Nach etwa 30 Minuten schaltet mein Hirn nämlich auf Durchzug. Auch mein Körper sackt in sich zusammen. Da ist es gut, dass eine Schulstunde nur 45 Minuten dauert. Abzüglich der Zeit bis die Lehrkraft kommt und tatsächlich der Unterricht beginnen kann, wäre das hart an der Grenze. Zum Glück gibt es meistens kleine Zwischenpausen.

Genauso, wie ich auf "Etappen esse", lasse ich auch meinem Körper den Lernstoff (nach Möglichkeit) Häppchenweise zukommen.

Beides lässt sich so leichter verdauen.

(1991)

Ich habe in meinem Umkreis weitaus mehr hilfsbereite Menschen gefunden, als ich erwartet hätte. Leider kann oft von Selbstlosigkeit keine Rede sein. Und den Preis finde ich oft zu hoch.

Auch ich handle in gewisser Weise eigennützig. Helfen bereitet mir nämlich Freude. Ich fühle eine wohlige Wärme in mir, wenn ich die glücklichen Augen desjenigen sehe, dem ich helfen konnte. Somit ist also allen Beteiligten gedient.

Warum ist das Vielen zu wenig Lohn?

(1991)

Es klingt einfach, wenn ich sage, dass der Körper schon weiß, was
ihm fehlt (und wir deshalb auf ihn hören sollen).

Ich muss wirklich mehr darauf achten, auch zu betonen,
dass sich ein ungeübtes Ohr leider nur allzu leicht täuschen lässt.

Es braucht auch hierfür Zeit, Arbeit und Durchhaltevermögen, bis
man die unterschiedlichen Stimmen auseinanderhalten kann.

Man kann das wirklich lernen.

Wie immer brauchen manche dazu etwas länger
und bei anderen geht es eben schneller.

Und wenn man es dann kann, dann gilt es auch noch tatsächlich auf
den Körper zu hören und ihm schrittweise zu geben, was er braucht:

Alles in Maßen!

Denn, wie quasi überall im Leben gilt:

Zu viel auf einmal kann sehr böse enden.

(1991)

Wenn ich mit anderen über Schulungs-Unterlagen rede, dann stelle ich fest, dass wir alle ähnlich gestrickt sind. Unabhängig davon, ob wir ein dickes Buch erhalten oder nur ein Heftchen: Das Teil landet im Regal. Nur wenn es gut strukturiert ist (gegebenenfalls durch uns selbst unter Verwendung von Klebezetteln oder Eselsohren) und wir somit relativ leicht gewisse Informationen (wieder-)finden, nehmen wir es später einmal wieder zur Hand.

Ergo versuche ich auf die Ausgabe von Unterlagen zu verzichten. Wenn überhaupt, gibt es eine hilfreiche Übersichtstabelle oder ein paar Blätter mit Auszügen aus dem Kurs, auf welche die Teilnehmer ihre eigenen Gedanken schreiben oder skizzieren können.

Damit spare ich Kosten und tue auch noch etwas für die Umwelt.

(1991)

Meine Mutter nennt mich gerne abfällig "Zigeunerin". Einerseits: da ich "immer so verlottert" herumlaufe. Andererseits: weil ich selten zuhause übernachte. Von Kindesbeinen an wurde ich daran gewöhnt. Ich verbrachte mehr Zeit auf Reisen als im Kindergarten. Solange die Umgebung passt, fühle ich mich wohl. Ich kann mich entspannen und die Zeit genießen. Dazu benötige ich keinen festen Wohnsitz, sondern nur die richtige Menge und Art an Ruhe. Ich brauche keine Bilder meiner Liebsten oder spezielle Andenken, denn:

all meine Empfindungen und Erlebnisse

schließe ich in mein Herz und habe sie somit immer bei mir.

p.s.: Ich *mag* Bilder, Andenken und andere materiellen Güter.

Etwas zu <u>mögen</u>   ist etwas anderes, als   etwas zu <u>brauchen</u>!

(1991)

Eine Medaille hat zwei Seiten, eine Sache mehrere Blickwinkel etc.
Wenn jemand aus unserem Leben scheidet, dann ist das immer ein
Verlust. Auch wenn man schon Liebste verloren hat, so muss man
als Hinterbliebener stets neu lernen, mit den Folgen umzugehen.
Eine Besonderheit ist es, wenn jemand seinem Leben ein Ende setzt.
Und auch hier schaue ich auf die Hintergründe und versuche darin
eine Sache zu finden, die mir Trost spendet. Allerdings frage ich
mich in dem Fall länger, ob ich es hätte verhindern können. Damit
sich keine Wut (über mich selbst oder sogar über die Tat des anderen) zu meiner Trauer mischt, ist es für mich wichtig, objektiv auf
das Geschehene zu blicken. Erst danach versuche ich mich, an den
schönen Erinnerungen zu erfreuen.

Ändern kann ich an der Situation sowieso nur
meine Einstellung.

(1991)

An der Seite der Tanzfläche stehend und mit verschränkten Armen
die Menge beobachtend ...
Da sollte man doch meinen, dass man in Ruhe gelassen wird?!

Es zeigte sich, dass die wenigen, die mich ansprachen entweder zu ...
waren oder aber gute Beobachter. Mit Letzteren hatte ich bereits
viele sehr interessante Gespräche. Dabei fand ich Bestätigung, ver-
tiefte mein Wissen oder lernte sogar Neues.

Ich freue mich sehr auf die nächsten neuen Bekanntschaften.

(1991)

Unterlagen der Schule und auch solche, die man bei diversen Kursen erhält, werden zwar gerne aufgehoben. Doch wie oft werden sie noch zu Rate gezogen?

Das hängt etwas vom Thema ab. Dennoch wage ich zu behaupten, dass auch der Stil sowie die Strukturierung wichtige Rollen einnehmen. Ist der Text trocken geschrieben und obendrein noch ohne ersichtliche Ordnung, so sinkt die Wahrscheinlichkeit auf null, dass dieses Manuskript jemals wieder Tageslicht erblickt. Wenn man sich schon für "Vergangenes" (erneut) interessiert, dann möchte man auch die gewünschten Informationen schnell (wieder) finden.

Da Menschen nun unterschiedliche Gliederungen als angenehm oder gar übersichtlich empfinden, halte ich Notizen und Aufzeichnungen, welche jeder selber erstellt hat, am Zweckdienlichsten. Überdies hat man dann den Stoff gedanklich noch einmal wiederholt, um ihn entsprechend notieren zu können.

Und ja, ich weiß:

Dieses Buch könnte anders und besser strukturiert sein, damit man den ein oder anderen Spruch leichter wieder ausgraben kann. Doch bleibt die Frage: Wonach ich hätte gliedern sollen?! Es gibt zu viele Optionen.

Ergo empfehle ich Zettelchen, Farbmarkierungen
                              und sogar die berühmten Eselsohren.

(1991)

Warum fällt es Einigen so schwer, selbstständig ihre Erfahrungen auf
andere Situationen zu übertragen?

Wo liegt der Unterschied in

"Ich schreibe meine Vokabeln auf Karten. Im Karteikasten sind
vorne die, die ich dringend noch lernen muss. Dahinter, durch
eine Unterteilung getrennt, die, welche ich schon besser kann.
Die Vokabeln, die ich bereits beherrsche, nehme ich raus."

und meiner Unterteilung im Ordner für die Rechnungen

in "Offene Posten", "in Arbeit" und "erledigt"?

Oder:

"Ich habe das große 1x1 auf einzelne Zettel geschrieben und innen an meine WC-Tür gehängt, damit ich es beim ... immer
vor Augen habe."

und meinen farblich nach Aufgaben sortierten Merkzetteln

auf meiner Kühlschranktüre?

(1992)

Meine Augenärztin hat mir gesagt, dass ich vermeiden soll, direkt in
ein Licht zu schauen. Unabhängig ob Sonnenlicht oder künstliches.
Auch teilte sie mir mit, dass es wichtig ist, regelmäßig zu blinzeln.
Also wenn ich vor dem Fernseher oder Computer sitze, dann schaue
ich doch direkt auf tausende kleine Birnchen und vergesse obendrein
das Blinzeln, da ich mich auf das Angezeigte konzentriere.

Ich denke, ich schaffe beides ab.

(1992)

So lange wie ich mich nun schon mit dem Schlafen beschäftige,
so lange bin ich schon der Meinung, dass es unterschiedliche Arten
von Schlaf gibt. Wenn ich erfrischt, gut gelaunt und fit im Kopf auf-
wache, dann weiß ich, dass sich meine Muskeln entspannen und
mein Hirn ausruhen (und dann neu sortieren) konnten.
Fehlt auch nur eins davon, dann merke ich das am nächsten Morgen.

Nun kommt der Mensch damit schon zurecht. Doch meine Erfahrung
hat gezeigt, dass es auf Dauer zu weiteren Schwierigkeiten kommt.

Ein Beispiel: Das Glas Wein oder Bier am Abend kann tatsächlich
beim Einschlafen helfen. Auch ein Betrunkener schläft einfach mal
weg. Durch Essen und Getränke (wie Wasser) kann man ein wenig
Einfluss darauf nehmen, wieviel Alkohol tatsächlich ins Blut gelangt
und wie er abgebaut wird. Je mehr von dem Gift noch in uns wütet,
desto weniger können sich Körper und Geist auf ihre eigentlichen
nächtlichen Aufgaben konzentrieren. Vor allem das Gehirn wird ja
lahm gelegt: Alkohol ist ein Nervengift. Somit muss er erst abgebaut
sein, bevor unser Hirn wieder 100% geben kann. Vorher würde ich
eher von "Koma" als von "Schlaf" reden. Wie lange jeder einzelne
also dann schlafen müsste, damit auch der Geist wieder "frei" ist,
hängt von sehr vielen Faktoren ab.

In jedem Fall gilt auch hier:

Stetes Aufschieben macht den Berg an offenen Posten nur größer.

(1992)

Im Krankenhaus hat man mir gesagt, dass mein Magen besonders ist. Solch einen findet man wohl nur noch bei "Ureinwohnern". In der heutigen Zeit kann man vom Jagdglück unabhängig essen und somit ist der Magen gewöhnt, regelmäßig eine bestimmte Menge zu verarbeiten. Da ich meist gegessen hatte, wann ich wollte und wie viel ich wollte, fehlt bei mir offensichtlich dieser Rhythmus.

Dies ist keine Krankheit!

Schade, dass dies nur wenige verstehen wollen und mich versuchen zu zwingen, einen "normalen Rhythmus" zu etablieren.

Ich bekomme da immer Magenschmerzen.

Natürlich ist meine Gesundheit, wie bei jedem anderen, von dem abhängig, <u>was</u> ich esse.

(1992)

Als ich jetzt in England war und dort anbrachte, dass ich gerne im "Jetzt" lebe, ohne das "Gestern" oder "Morgen" zu vergessen, zeigte man mir ein Zitat von *Eleanor Roosevelt*, das mir bislang unbekannt war. Dies lag daran, dass es sich um ein schönes Wortspiel handelt, das seinen Charme verliert, wenn man versucht, es zu übersetzen:

Yesterday is history.
Tomorrow is a mystery.
Today is a gift.
That's why we call it the present.

(1993)

In der Bibel steht unter *Lukas 13,30:*

> *"Und siehe, es sind Letzte, die werden die Ersten sein,*
> *und sind Erste, die werden die Letzten sein."*

Schade, dass ich dazu noch keinem Beispiel begegnet bin.

Oder?

Der Sieger eines Wettkampfes wird hoch gerühmt.
Der Verlierer wird allenfalls bedauert.

Wenn ich hinter die Kulisse schauen kann, dann sehe ich oft:

beim Sieger:
- o Die Leistung wird gelobt; Der Mensch tritt in den Hintergrund;
- o Manchen kann niemand mehr etwas lehren ("der/die Beste");
- o Manche verlieren den Ehrgeiz sich (anderweitig) weiterzubilden;
- o Einen stetigen Druck wieder siegen zu müssen;

beim Verlierer (sofern er zu sich selbst steht):
- o Freunde, die für ihn da sind: um <u>seinetwillen</u>;
- o Vorbilder, von denen er noch (viel) lernen kann;
- o Den Ansporn zu lernen und sich selbst zu verbessern;
- o Freude an der Sache selbst;

(1993)

Der Tag, an dem ich nun den einen Geschäftssitz leiten soll, rückt mit immer größeren Schritten näher. Beim Gedanken daran wird mir flau im Magen. Dabei hat mich mein Papa von klein auf vorbereitet:

Er lehrte mich Respekt zu haben.

Vor allem den "Untergebenen" und "vermeintlich Schwächeren" gegenüber. Denn nur dann können sie auch mir Wertschätzung entgegenbringen (und somit auch der Firma).
Dazu hat er mich auch in die einzelnen Abteilungen gesteckt, damit ich lerne, was tatsächlich geleistet werden muss.

Er lehrte mich bescheiden zu bleiben.

Ich bin nur einer von vielen Menschen in einem unberechenbaren Leben. Genießen ist wichtig, doch alles in Maßen. Einmal davon abgesehen, dass "Ruhm" auch "Ärger" mit sich bringt.
(Davon abgesehen, dass die Firma absolut wertlos wäre ohne seine engagierten Mitarbeiter.)

Und er lehrte mich stets neugierig und offen zu bleiben.

So lerne ich stetig dazu und versuche mich auf immer neue Situationen einzustellen. (Auch wenn ich immer wieder eine auf den Deckel bekomme.)

(1993)

In den letzten Monaten sind an mich viele Meinungen, Vorschläge und vor allem wie Befehle formulierte Empfehlungen herangetragen worden. Und vor einigen Wochen begannen die ersten Tadel, Rügen und sogar Vorwürfe auf mich herein zu prasseln.

Anfangs hatte ich ja so manches, ohne groß darüber nachzudenken, gemacht (wie von den anderen gewollt). Und nun darf ich mir von eben diesen Leuten anhören, dass es verkehrt war?!

Mir hatte damals die Kraft gefehlt, alles zu prüfen. Ich hoffte, dass diese Menschen mehr Erfahrung hatten. Gegenwärtig bedauere ich, dass ich wider meiner selbst gehandelt hatte.

Ich mache den anderen keinen Vorwurf, denn auf sie zu hören war meine freie Entscheidung gewesen.

Jetzt muss ich eben die Konsequenzen tragen, mit denen ich konfrontiert werde, weil ich versäumt habe, all die Meinungen zu durchleuchten, bevor ich mich nach ihnen gerichtet habe.

(1993)

All die Jahre habe ich diese Menschen erfolgreich ignoriert, die da behaupteten, dass gewisse Sachen, die mir Freude bereiten, "Sport" sind. Ich mag keinen Sport! Wenn sich das nun in meinem Gehirn festsetzt, dann bleibt mir bald nur noch, dass ich vor mir selber zugebe, dass ich auch meinen Körper gerne fordere. (Sarkasmus)

(1994)

Wenn ich mich über etwas freue,

   dann scheine ich den Moment mit allen Sinnen zu genießen.

   Zumindest merke ich, wie mir das Herz aufgeht und sich ein

   wohliges Gefühl im ganzen Körper ausbreitet.

      Ich nehme den Augenblick ganz bewusst wahr.

   (Und ich kann ihn mir wieder ins Gedächtnis rufen.

      Ich meine damit das Ereignis, das mir Freude bereitete.)

Wenn ich "einfach nur" Spaß habe,

   dann fühlt es sich zwar schön an, jedoch weniger intensiv.

      Irgendwie sind die Erinnerungen an solche Momente ...

   ... verschwommen und wie im Nebel. Im Nachhinein scheint das

   Erlebte irrelevant zu sein. Es bereitet mir Schwierigkeiten, dieses

   (offensichtlich nur oberflächliche) Gefühl zu beschreiben.

In jedem Fall ist wohl bereits vor meiner Geburt ein Automobil-Her-
steller dahinter gekommen, dass Freude wichtiger ist als Spaß.

(1994)

Es scheint, dass Menschen die Gelegenheit zum Kritik üben wittern.

Zumindest sind sie dann schnell zur Stelle.

Ähnlich verhält es sich mit der Möglichkeit zum Klugschwätzen.

Dieses Jahr weckte ich bei einigen vielen Unmut, da ich mich soweit wieder gefangen hatte und ihnen Kontra geben konnte. Ich erklärte ihnen, welchen Schaden sie mit ihrem unüberlegten Handeln verursachen können ... und zum Teil auch schon angerichtet haben.

Gut, manches hätte ich freundlicher ausdrücken können.

Doch aktuell bringt mich ihre Profilierungsneurose auf die Palme.

Und ja:

Ich glaube, dass es keineswegs um den selbstlosen Wunsch des Helfens geht, denn ich halte diese Leute für intelligent genug, um zu wissen, was Worte anrichten können. (Hätten sie mir also tatsächlich helfen wollen, dann hätten sie ihre Aussagen und Vorschläge besser durchdacht und ihnen wäre aufgefallen, dass sie Blödsinn reden.)

Denn nur, wenn der Sinn von beiden Parteien durchdacht wurde
(und vor allem werden kann),
sind Ratschläge, Kritik und andere Phrasen hilfreich.

(1995)

Bei einem Besuch (bei einem Bekannten) konnte ich es bildlich vor
mir sehen:

eine Horde in der Höhle

um die Lebensmittel

auf dem Boden hockend

und unverständliches Zeug von sich gebend

Dies war meine erste Begegnung mit einer Gruppe Wissbegieriger,
die Pen & Paper Rollenspiel ausprobieren wollten. Und zum ersten
Mal traf ich auf so viele (gespielte) Gefühle und Emotionen.

Ich konnte beobachten, wie die Spieler
  "erstarrt vor Ekel", "gelähmt von Trauer", "getrieben von Angst",
  "verrückt von Liebe", "trunken vor Freude", "besessen von Gier",
  "geblendet von der Überheblichkeit", "rasend vor Eifersucht",
  "blind vor Neid", "kochend vor Wut" etc.

                                                      agierten.

Sie wurden also von ihren Gefühlen zu gedankenlosen Handlungen
verleitet, die ihnen dann teilweise sogar die Spielerfigur kostete. Im
Grunde spielten sie anscheinend unterdrückte Emotionen aus.

Diese Urgewalten sind offensichtlich immer noch nur bedingt
kontrollierbare Bestandteile unseres Lebens. Wenn ich dann noch
daran denke, dass unsere instinktiven Handlungen mit Säbelzahn-
tigern, Beeren sammeln und Co. erklärbar sind ... Und dass wir
immer noch von "Wohnhöhlen" und "Männerhöhlen" sprechen ...

(1995)

In der Bibel steht:

"Es war aber ein Mensch daselbst, achtunddreißig Jahre lang
krank gelegen. Jesus spricht zu ihm: Stehe auf, nimm dein Bett
und gehe hin! Und alsbald ward der Mensch gesund und nahm
sein Bett und ging hin ..."

(Johannes 5,5 & 5.8-9)

Ich kenne Fälle, da lief es ähnlich:

Jemand war (angeblich) unheilbar krank.

Dann passierte etwas, was die Denkweise änderte.
Und schon nach ein paar Wochen,
war der Krebs (oder was auch immer) verschwunden.

Umgekehrte Fälle sind mir sogar noch öfter begegnet.

Ob nun Gott oder der eigene Wille:

Der Glaube eines Menschen
gibt ihm
Macht
über sein Leben.

(1995)

Bereits vor der Grundschule stand ich erstmalig auf einer Bühne.
Über ein Jahrzehnt tanzte ich mindestens dreimal im Jahr dem
Publikum etwas vor. Zeitweilig probierte ich auch Werbeaufnahmen
und die Theatergruppe des Gymnasiums aus.

Alle drei Sachen gefielen mir sehr gut, da ich mich einmal von einer
anderen Seite zeigen konnte. Dennoch war immer eine Art Drehbuch
vorhanden, an das ich mich halten musste.

Nun versuchte ich mich erstmals in dem sogenannten
Pen & Paper Rollenspiel.

Es war teilweise sehr lustig, doch richtige Freude fehlte. Dennoch
werde ich, wenn ich die Chance erhalte, es noch einmal probieren.

Nachdem ich jetzt einiges darüber gelesen und mit ein paar Leuten
gesprochen habe, bin ich mir sicher:

Mit einem erfahrenen Meister
und zumindest einem Mitspieler, der schon öfter gespielt hat,
wird es bestimmt ein voller Erfolg.

Hier kann nämlich ich bestimmen,
welche Seite von mir ich (wann) präsentieren möchte.

(1995)

Und wieder wird etwas fehlinterpretiert, da man sich zu wenig damit beschäftigt.

Interessant waren ja Dinge wie der "Drive-through", der für Deutschland extra in "Drive-In" umbenannt wurde, obwohl das in Amerika wieder etwas anderes ist.

Dann kam das "Handy". "Handy person" ist ein geschickter Mensch; "handy size" ist ein praktisches Format. Eigentlich heißt es "mobile".

In beiden Fällen hat man ein Wort (um)kreiert
(da es sich leichter Vermarkten lässt).

Nun ist "Cerealien" der Renner.

Da gibt es tatsächlich Menschen, die auf Grund der Gestaltung der Werbung denken, dass das etwas sehr Gutes und Gesundes ist.

Davon abgesehen, dass im Altertum die Feste zu Ehren der Göttin Ceres (röm.; griech.: Demeter; für Ackerbau und Fruchtbarkeit) so genannt wurden, bedeutet das englische Wort "the cereal" einfach nur "Getreide". Auf Nachfrage erhielt ich die Information, dass unter dem Begriff "Cerialien" alle aus Getreide produzierten Waren eingeordnet wurden. Somit bedeutet dieses Wort für mich einfach nur:

"eine aus Getreide gefertigte Zutat"

(1996)

Auch wenn mich die Teezeremonie sehr gelangweilt hat und meine
Beine eingeschlafen sind, so bewundere ich immer wieder die Be-
ständigkeit, Ausdauer und Bescheidenheit der Japaner (auf gewisse
Lebensbereiche bezogen). Wo ich auch hinschaue:

> Wenn sie etwas lernen wollen,
> dann klemmen sie sich richtig dahinter
> ohne (viele) Fragen zu stellen.

Ich habe gelernt, dass ich zuerst stur lernen muss, was mir gezeigt
wird. Wenn es an der Zeit ist, dann erfahre ich die Hintergründe.
Man wird mir andeuten, wenn ich reif genug bin, Fragen zu stellen
und auch ob ich bereit bin, mich zu testen. Danach kommt irgendwann die Phase, in der ich experimentieren kann und schlussendlich
wird man mir mitteilen,

> ob ich "fürs Erste" ausgelernt habe,
> ob ich "nur noch" weiterüben muss,
> ob ich noch einmal "von vorne" beginnen muss oder
> ob es "sinnfrei" ist.

Schade, dass ich (im Westen) nur wenige kennen lerne, die den Wert
des "richtigen Lernens" zu schätzen wissen.

> Die Meisten sind dafür viel zu ungeduldig.

(1996)

Ich habe viel über das Testen von Anwendungen gelernt. Es bereitet
mir sehr viel Freude.

Wie beim puzzeln oder Detektiv spielen gibt es langwierige Obser-
vationen, in denen man auf der Hut sein muss und dennoch dem
Gehirn eine Pause gönnen kann.

Mit einem Male dann geschieht etwas, das die volle Aufmerksamkeit
fordert. Jetzt beginnt das Analysieren und die Recherche.
(Wo gehört das Teil hin; Warum hat XY das getan;
Weshalb verhält sich die Anwendung so etc.)

Eine Sache wurde mir dabei bewusst:

Auch wenn man einen Ablauf gefühlt schon tausende Male getestet
hat und keiner etwas am Code geändert hat,
so kann sich dort dennoch ein Fehler verstecken, der eines Tages
an die Oberfläche kommt und dann sogar noch einen ungewollten
Effekt hat.

Selbst ein reibungsloser Testverlauf ist also keine Garantie
für eine fehlerfreie Anwendung.

Ebenso verhält es sich mit Menschen (/ Lebewesen) und "ihren Fehlern". Für mich bedeutet das, dass Fehler zu unserem Leben gehören.

Wir müssen nur lernen, richtig mit ihnen umzugehen.

(1996)

Jetzt habe ich mich tatsächlich mal wieder gelangweilt.

Dies kommt ja wirklich selten vor.

Ich begrüße diese Momente,

denn in meinem Kopf kommt nach der Ruhe ein Sturm:

Ideen prasseln auf mich ein

und auch weniger interessante Arbeiten,

die ich aufgeschoben habe,

können regelrecht Spaß machen.

Diesmal nutzte ich die Zeit, um mir Gedanken über meinen Helden
zu machen, den ich im nächsten Rollenspielabenteuer verkörpern
möchte.

Die Kreativität floss nur so aus meinem Stift.

(1997)

Je objektiver ich eine Situation beobachte, desto mehr fällt mir auf.
Am Anfang fiel es mir schwer. Inzwischen habe ich den Eindruck,
dass ich mich in einer Art Grund-Neutralität befinde.

Dies ermöglicht mir so viel Neues zu entdecken.

(auch bezüglich meiner eigenen Person)

(1997)

Da wurde ich doch glatt gefragt, warum ich so viele kleine Pausen beim Präsentieren mache. Üblich (bei einer "Ganz-Tags-Schulung") seien ja drei lange für Frühstück, Mittagessen und Kaffeetrinken. Und natürlich schlossen sich einige Teilnehmer dem Fragesteller an. Und gemeinsam begannen sie, auf mich einzureden.

Meine Tagesordnung:

ca. alle 20 – 30 Minuten: fünf Minuten Pause

Daher auch meine Bitte, für "persönliche Belange", ausschließlich diese Pausen zu nutzen. Andernfalls wird ja Stoff verpasst und überdies stört man die anderen Teilnehmer.

Vorzüglich liegt eine Pause nach einer Teilnehmer-Übungsaufgabe.

Ich ließ sie ihre Argumente vortragen und dann bat ich darum, sich auf das Experiment einzulassen und sich an die vorgegebenen Zeiten zu halten. Am Ende des Tages erntete ich Anerkennung und sogar Dankbarkeit. Denn:

Alle hatten genug Zeit zum Essen und zum Rauchen gefunden und keiner verfiel in ein Suppenkoma oder gar in Lethargie.

Einige Zeit später teilte mir dieser "anfängliche Skeptiker" sogar begeistert mit, dass der Lehrstoff "von damals" immer noch präsent sei.

Also geht es anscheinend noch anderen wie mir:

Kleine Einheiten gehen leichter ins Hirn.

Anders, wenn ich versuche, möglichst viel und/oder lange zu lernen: Nach einer gewissen Zeit muss ich die Informationen hineinprügeln.

(Meist purzeln diese dann wieder raus; spätestens am Abend.)

(1998)

Natürlich liebe ich es, wenn ich eine Aufgabe schneller, einfacher und/oder sogar korrekter erledigen kann. Daher plädiere ich ja zum Beispiel für die Möglichkeit, gewisse Tests (insbesondere solche, die der Sicherheit und Qualität einer Sache dienen) zu automatisieren.

In meinem konkreten Fall hätte ich dann mehr Zeit,
hinter die Kulisse einer Anwendung zu schauen.

Ich wurde auf einen weiteren Vorteil aufmerksam gemacht, den ich so weniger sehe:
"Dann kannst Du auch nichts vergessen."

Ja:
Menschen machen Fehler und sind auch mal "vergesslich".
Doch:
Mechanismen zur Vereinfachung werden von Menschen produziert.
Somit können auch sie in gewisser Weise "etwas auslassen", "falsche Ergebnisse liefern" oder sogar "am Thema vorbeiarbeiten".

Genau wie bei dem Autopiloten unseres Gehirns, gilt auch hier:

Stetige Kontrolle und Nachbesserungen sind unerlässlich.

Interessanterweise wird dabei dann wieder gerne unterschlagen, dass es unter dem Strich eine Zeit- und Arbeits-Ersparnis geben kann.

Und dann ist der Mensch wieder reich am Erfinden von Ausreden.

(1998)

Ich kenne viele, die von den asiatischen Kampfsport-Lern-Filmen
begeistert sind. Sie lachen über die Ungeduld des Schülers seinem
Meister gegenüber. Einigen fällt sogar auf, dass die Lehrmethoden
des Meisters angezweifelt werden. Manche ärgern sich über diese
Respektlosigkeiten des Schülers gegenüber des Meisters.
Leider scheint es schwer zu sein, dieses Wissen auf die Realität zu
übertragen:

Immer wieder habe ich Teilnehmer, die stetig Fragen stellen
oder gar Kritik üben. (Dabei geht der Kurs gerade erst los.)

Traurig, dass ich viele "Lehrer" kenne, denen es am tieferen Wissen
über ihr Themengebiet fehlt.
Denn durch die Ungeduld der Menschen
wurde der Lehrstoff wohl angepasst.
Hinzu kommt, dass eine breite Masse angesprochen werden soll.

Intensiv-Kurse und Zertifikate sind die Mittel zum Geld verdienen.

Zu viele Teilnehmer ruhen sich auf den Papieren aus. (Ich kenne nur
wenige, die im Anschluss weiter lernen und tiefer schürfen.)

Somit geht Wissen verloren oder wird sogar verfälscht.

Das betrifft leider auch zukünftige Referenten, die damit weniger
lehren können. (Ja, auch ich habe mein Lehr-Programm etwas
umgestellt.)

(1998)

Da erfindet jemand das Rad neu, indem er ihm einen neuen Namen verpasst, und die Leute jubeln.

So kommt es zum Beispiel, dass viele denken, dass eine "Diät" nur dem Abnehmen dient. Hier braucht es nun doch einmal ein klares

NEIN!

Es gibt auch Diäten, mit denen man zunehmen kann. Es ist einfach eine besondere Ernährung. Meist auf Grund eines Krankheitsbildes (wie z.B. Fettleibigkeit oder Magersucht).

Ich habe mir nun ein interessantes Buch über chinesische Diätetik zugelegt. Es ist sehr fesselnd. Leider für den Laien unlesbar, daher muss ich in den Kursen komplett davor warnen. Vielleicht raffe ich mich mal auf, dieses ganze Fachgeschwätz bezüglich Psychologie, Akupressur und –Punktur, Feng-Shui und Diätetik zu übersetzen.

Andererseits:
Ich dachte an eine kleine Verschnaufpause beim Übergang in die Teilzeit, doch die Nachfrage war zu groß und so ist mein Kalender schon rappelvoll. Damit gebe ich diese Aufgabe gerne an Leute weiter, deren Drang nach einem Bestseller vorhanden ist.
Und ja:
Ich bin überzeugt, dass derlei Bücher gut verkauft werden. Daher trägt der Autor eine große Verantwortung, dass er auch tatsächlich nur die "ungefährlicheren Aspekte" aufnimmt und für Weiteres den Spezialisten dringend empfiehlt.

(1999)

Ich höre in letzter Zeit immer öfter die Aussage:

"Das machen wir schon immer so"

Schon *Grace Murray Hopper* hat sich immer dagegen gewehrt. Sie hatte sogar eine rückwärtslaufende Uhr. (Die ich auch gerne hätte.)

Mir ist klar, dass man sich Dinge, die man über Jahre immer gleich gemacht hat, erst wieder mühevoll abtrainieren muss. Einen Autopiloten des Gehirns zu deaktivieren ist harte Arbeit und kostet Zeit. Ihn zu komplett zu löschen, ist sowieso unmöglich.

Auch können ungeahnte Hürden auftauchen.

Mit Veränderungen betritt man immer zunächst einmal Neuland. Selbst wenn man Experten zu Rate zieht. Denn da der Mensch ein Individuum ist, kann es keinen allgemein gültigen Weg geben.

Doch solange man beim "Alten" bleibt,
bleibt immer unbekannt,
ob es bessere
und vielleicht sogar
letztendlich einfachere Methoden gibt.

(1999)

Das Pen & Paper Rollenspiel hat gehalten, was ich mir von ihm
erhofft hatte: Ich kann meiner Fantasie freien Lauf lassen und es
bereitet mir oft sogar Freude.

Anders als beim Schreiben meiner Romane, kann ich hier bestimmte
Charakterzüge ausspielen. Beim Meistern sogar noch mehr, als wenn
ich mich auf einen bestimmten Helden festlege.

Wirklich blöd, dass wir nach Papas Tod "alles und noch viel mehr"
verloren haben. Er und ich wollten ja eine Hinterhof-Taverne nahe
der Innenstadt einrichten. Andererseits würde ich jetzt dann über
220 km weit weg wohnen und die Firma leiten.

Also:
Weiter sparen und vielleicht kommt ja der Tag, an dem ich Zeit,
Geld, Lust und Gelegenheit habe, doch einen "gastronomischen
Laden" für "Bastler, Spieler und andere Außenseiter" zu eröffnen.

Wer weiß?!

(1999)

Seit ich viel unterwegs bin, komme ich selten dazu, auf die Tabelle
mit meinen Aufgaben zu schauen. Also habe ich mich umgestellt:
Ich habe einen Ordner mit 31 Fächern angelegt. Dort verwalte ich
nun meine Termine und die Sachen, die ich erledigen will / muss.
Es ist notwendig, dass ich ihn stets dabei habe, um jeden Tag hinein
schauen zu können. Dies ist eine Gewöhnungssache, welche inzwischen sehr gut funktioniert.

(1999)

Vor gut zehn Jahren gab es einen Jungen, der mir sehr gefiel.

Auch meine Freundin hatte Gefühle für ihn entwickelt, doch hatte er nur Augen für mich.

Ich fand es ungerecht, dass er sie übersah.

Sie war optisch eben ein anderer Typ als ich. Wir unterschieden uns auch in Bezug auf andere Dinge.

Dies machte sie zu einer besseren Partie für ihn (als ich).

Ich beschloss, auf eine wohl tolle Feier und auf diesen süßen Kerl zu verzichten, weihte nur die Dritte in unserem Bunde in meinen Plan ein und bat sie, zu helfen.

Es klappte.

Und es tat weh, sie in der Schule turteln zu sehen. Manchmal verfluchte ich sogar mein Helfersyndrom, welches, gepaart mit meinem Gerechtigkeitssinn, zu diesem Ergebnis geführt hatte.

Jetzt habe ich erfahren, dass die Zwei sogar eine Familie gegründet haben.

Im Endeffekt bin ich richtig glücklich über das Pärchen, das mir eine so harte Zeit beschert hatte (und es beharrlich immer wieder tut) und ich freue mich für meine Freunde und deren Tochter.

(1999)

In einer Welt, in der jeder nach seinem eigenen Vorteil zu trachten
scheint, ist es erfrischend, wenn man Menschen kennenlernt, für die
es selbstverständlich ist, dass man für einander da ist. Selbst wenn
dies körperliche und/oder geistige Höchstleistungen fordert.

Ich danke Euch vielmals!!!

Auch wenn böse Zungen behaupten, dass Ihr die eine Aktion nur
durchgezogen habt, weil Ihr im Anschluss abfeiern wolltet: Es gab
ja noch viele andere Situationen, die Eure Hilfsbereitschaft belegte.

(2000)

Nach einem einschneidenden Ereignis gibt es Menschen, die
 (a) einem tatsächlich helfen, (weil sie Bescheid wissen oder fragen)
 (b) einem helfen wollen, (doch mit ihrer Unkenntnis eher schaden)
 (c) ihren eigenen Profit sehen (auch auf Kosten des Geschädigten).

Dann muss auch ich mich ständig ermahnen, dass sogar (b) und (c)
eine Daseinsberechtigung haben. Denn wenn diese eines Tages auch
helfen wollen und begreifen, wie man wirklich helfen kann, dann
sind sie die besten Vorbilder und Lehrmeister für andere dieser
Kategorie. Sie sprechen aus Erfahrung! Das hat sich vielleicht auch
der Schreiber von *Hesekiel 18,23* gedacht:

"Meinest du, daß ich Gefallen habe am Tode des Gottlosen,

spricht der HERR, und nicht vielmehr,

daß er sich bekehre von seinem Wesen und lebe?"

(2000)

Nun habe ich ja doch schon einige Kurse gehalten. Daher weiß ich:
Wenn ich mich mit einer negativen Grundstimmung vor die Menschen stelle, dann gehen diese mit einem unguten Gefühl nach Hause. Einigen ist sogar klar, dass etwas vor ihnen kaschiert werden
sollte.

Sie fühlen sich also belogen und betrogen.

Natürlich kann ich sie über den Grund aufklären: Sie werden es verstehen und sich sogar eine Zeit lang Gedanken um meine Situation
machen. Doch möchte ich das?!
Wenn ich möchte, dass sie sich auf den Kurs fokussieren und danach
frohen Mutes sind, dann muss ich selbst wahrlich Freude an dem
Termin haben und begeistert mit meinen Teilnehmern umgehen.

Hierzu muss ich nun meinen Körper und Geist "austricksen":
Durch das "aus mir herausschreiben" mache ich ja meinem Hirn klar,
dass es den Mist beiseiteschieben kann. Ich werde mich wieder mit
ihm befassen, wenn es Zeit dafür ist. Jetzt gibt es andere Prioritäten!

Da es aktuell härtere Geschütze braucht, um die Nebel in meinem
Hirn zu vertreiben, wende ich die folgende Methode an:

Eine schnelle fröhliche Melodie (die ich mag) hören,

einen Zettel an die Tür hängen

und mit einem Stift quer im Mund

tanzend darauf schreiben,

was mir so Freude (an dem Kurs) bereitet.

(2000)

Oft höre ich "hake es ab" oder "versuche es zu streichen".

Vor allem in letzter Zeit.

Da frage ich mich immer, was dies eigentlich bringen soll.

Bei "abhaken" denke ich an

den Fisch, der an einer Angel hing

und nun glitschig in meiner Hand zappelt.

Und bei "streichen" denke ich sofort an

einen Pinsel mit Farbe.

Hingegen bei "erledigen" denke ich an

töten, vergiften, erstechen, vierteilen, erschießen etc.

Da ich mächtigen Ärger bekommen würde, wenn ich Letzteres mit
dem aktuellen Problemverursacher mache, lasse ich (wie sonst auch
immer) den Aufgaben meiner Liste diese Ehre zuteilwerden.

Und bevor ich die "Aufgaben-Leichen" beseitige,

stelle ich mich hin

und koste

den Augenblick meines Triumpfes aus.

(2000)

Und wieder einmal musste ich betonen, dass immer nur Annahmen, die helfen können, möglich sind. Ich habe keinen Kurs "Wie erfahre ich die Meinung anderer und werte die Resonanz richtig aus". Das Thema ist einfach zu umfangreich.

Es hängt davon ab, was ich wissen möchte und wie ich mit dem Wissen im Anschluss verfahren möchte. Erst über diese Ziele kann ich definieren, wen ich fragen möchte. Danach gilt es herauszufinden, wie ich die Antworten möchte und wie ich den Gesprächspartner erreichen kann. Daraus entwickle ich dann die Art der Befragung: persönlich oder eine Gruppenumfrage, mündlich oder schriftlich, indirekt oder direkt, anonym oder öffentlich etc.

Wenn Zeit und Möglichkeit gegeben sind, dann erfährt man natürlich durch ein persönliches, mündliches, indirektes und anonymes Anfragen am meisten, da ja der Fokus auf der Meinung des Gegenübers liegt. Also sind die Äußerungen eines Menschen, der merkt, dass er ernst und wichtig genommen wird, am umfangreichsten.
Dies erschwert und verlängert natürlich wiederum die Auswertung.

Also wenn überhaupt, dann werde ich Kurse zur "Rückmeldung"
nach privat, Kurs, Büro, Führungsebene etc. aufspalten.
Und dies dann nach Fokus für Fragende
und auch für Befragte getrennt anbieten.

Vielleicht, habe ich die Zeit dafür,
wenn ich mal in Rente bin ...

(2000)

Ich habe schon öfter erlebt, dass das, was ein Mensch (von sich)
glaubte, auch tatsächlich wahr wurde. Schön fand ich hierzu eine
Szene aus einen Zeichentrickfilm:

Krieger, die in einer Schlacht starben, wurden von den Walküren
nach Walhalla gebracht. Der Kommentar des sprechenden Raben:
"Diese Dummköpfe glauben, wenn sie im Kampf sterben, dann
werden sie von dicken Frauen abgeholt und in eine Festhalle ge-
bracht, in der sie auf ewig feiern. Wenn Du mich fragst, dann ist das
Schwachsinn."
Darauf meinte seine Begleitung: "Aber es ist doch gerade passiert?!"
Der Rabe antwortete stoisch: "Sie glauben daran, also passiert es."

Für mich bedeutet das:
Auch wenn ich etwas für (mich) unmöglich halte,
so kann es doch für einen anderen zutreffen.

(2000)

Manchmal habe ich das Gefühl, dass es Menschen gibt, die einen
beim Gespräch regelrecht aussaugen. Als ob man durch die Allüren
des Universums keinen stetigen Kampf führt und auf seine eigene
Energie verzichten könnte.
Daher genieße ich es, wenn ich mich zum Rollenspielen treffe. Je
nach Gruppe kann zwar auch das manchmal anstrengend sein, doch
(alles in allem) bereitet es mir große Freude, in diese fiktive Welt
abzutauchen. Das Schönste ist, dass keiner auf den anderen zeigt
und ihn ernsthaft eines "Fehlers" beschuldigt.

(2000)

Immer wieder werde ich gefragt, welches Geheimnis mich befähigt, trotz der heftigen Schicksalsschläge, immer wieder zur Lebensfreude zurück zu finden.

Ich denke, dass es an meinen vielen kleinen Erfolgserlebnissen liegt:

Je kleiner ich eine Aufgabe definiere,
desto mehr kann ich erledigen,
desto mehr Erfolge verzeichne ich.

Zum Beispiel:
Statt nur einer großen Aufgabe "Wäsche waschen"
habe ich fünf Aufgaben:
1) "Schmutzige Wäsche sortieren"
2) "Wäsche in Maschine & Maschine starten"
3) "Wäsche aufhängen"
4) "Wäsche zusammenlegen"
5) "Wäsche in Schrank räumen"

Da die Wäsche nach 3) erst einmal trocknen muss, werden 4) und 5) immer hinausgezögert oder ganz weggelassen. Während ich mich also über drei erledigte Aufgaben freue, denken andere vielleicht ständig daran, dass die Wäsche noch weggeräumt werden müsste.

Dies ist vielleicht ein weiterer Aspekt:
Jedes Mal, wenn ich eine Aufgabe erledigt habe,
lehne ich mich (mental) zurück
und lasse das gute Gefühl auf mich (kurz) wirken!

(2000)

Mit meinen Geburtstagsfeiern war das ja immer so eine Sache:

- o Die erste musste, wegen einen Unfall (inklusive Krankenhaus-
  besuch) meinerseits, abgebrochen werden.
- o Dann folgten handfeste Streitereien, Eskalationen und
  anderes. (Meistens mit "besten Freunden")
- o Viele fielen aus, da unbedingt genau an dem Tag ein
  Schneesturm wüteten musste.

Da ich ein Dickkopf bin und obendrein flexibel, gab ich irgendwann
scheinbar auf und es entwickelten sich drei wunderschöne Rituale:

(a) Ich halte meinen Geburtstag bzw. mein Geburtsdatum geheim.
    Damit erspare ich anderen die Peinlichkeit, rechtzeitig gratulieren
    oder gar wegen Geschenken überlegen zu müssen.

(b) Geschenke* nehme ich vor meinem Geburtstagstag entgegen.
    (*von meiner Familie und den wenigen, die ihn eben doch kennen)
    Die packe ich dann in aller Gemütlichkeit aus. Überdies liege ich
    den ganzen Tag faul herum und genieße die Ruhe und das Leben.
    Dieser Tag gehört mir allein!   Ich entscheide, was ich mache!

(c) Ein bis zwei Wochenenden danach gibt es ein spontanes "TuF":
    Zu diesem "Treffen unter Freunden" lade ich eine Menge Leute
    aus den unterschiedlichen Sparten meines Lebens ein.
    Da es so knapp angesetzt ist, sind wir im Schnitt sechs Personen,
    die dann gemütlich beisammensitzen und sich gut unterhalten.

(2000)

Etwas persönlich mitzuteilen,
    birgt die größte Wahrscheinlichkeit,
    dass der Gesprächspartner erahnen kann,
    was man sagen möchte.

Etwas mündlich am Telefon mitzuteilen,
    macht die Sache schon schwieriger,
    da die Körpersprache fehlt.

Etwas schriftlich mitzuteilen,
    ist die größte Herausforderung.
    Für den Verfasser und auch für den Leser.

Schon wenn man sich direkt gegenüber steht, neigt man dazu, die
Worte rein aus der eigenen Perspektive zu verstehen. Bei einem
Brief ist dies quasi unvermeidbar.

Wenn ich also auf andere Personen angewiesen bin, damit ich auf
meinem Weg vorankomme, dann nehme ich am liebsten direkten
Kontakt auf.
        Zur Not greife ich auf das Telefon zurück.

Dumm nur:
        Gibt es Ärger,
    dann existiert <u>kein</u> verwertbarer Beweis!

(2000)

Rollenspiele (Pen & Paper, Life, ...) und Mittelaltermärkte bieten die Möglichkeit, aus sich heraus zu gehen. Ich erlebe es immer wieder, dass Spieler und Darsteller Charakterzüge zeigen, die sie ihrer Rolle zuschreiben. So konnte ich zum Beispiel introvertierte Menschen beobachten, welche draufgängerische und wortgewandte Gaukler verkörperten und im Gegenzug Großmäuler, die als schweigsame Druiden unterwegs waren. Ich habe das Gefühl, dass die Menschen, bei diesen Spielen und auf diesen Veranstaltungen, oft die Masken des Lebens abgelegen und ich dadurch die wahren Persönlichkeiten kennen lerne. Oder zumindest einige Wesenszüge, die in der realen Welt unterdrückt werden. (Sei es aus Furcht vor dem Geschwätz anderer oder weil gewisse Dinge tatsächlich unangebracht sind.)

(2000)

Wenn ich mich umschaue, dann halten viele Menschen so viel für selbstverständlich. Vor allem in Partnerschaften und Familien. Man ärgert sich, wenn zum Beispiel mal die Wäsche liegen geblieben ist, der Abwasch sich stapelt oder der Müll noch im Haus ist. Natürlich sollen, vor allem beim Zusammenleben, die Aufgaben aufgeteilt werden. Nun frage ich mich:
Wenn Unerledigtes Unmut hervorruft, warum wird im Vorfeld keine Freude empfunden, wenn es da doch schon mal erledigt wurde?!
Also ich freue mich, wenn ich für Routine-Aufgaben ein Danke erhalte oder gar gelobt werde. Somit gehe ich davon aus, dass es anderen ebenso ergeht.
Solch eine in Worte gefasste, positive Resonanz zeigt in der Hektik des Alltags deutlich, dass man noch gesehen wird.

(2000)

Ich werde oft gefragt, wie ich immer noch an einen Gott als "höhere und (vor allem) gütige Macht" glauben kann, wo doch mein Leben von so vielen Schicksalsschlägen geprägt ist.
Meine Antwort lautet meistens einfach nur "Genau deswegen!".

Ja, ich treffe gefühlt jeden großen Fettnapf und werde immer wieder in tiefe Gruben geschubst.

Und andererseits habe ich dann wieder so unverschämtes Glück, sodass es nur diejenigen glauben können, die dabei waren.

Bei diesem Auf-und-ab muss mindestens eine "höhere" Macht ihre Finger im Spiel haben,

oder?!

(2000)

Als ich ein Kind war, brachte man mir bei, die Adventskerzen anzu-zünden. Ich freute mich sehr, als ich es endlich geschafft hatte, dem Streichholz eine Flamme zu entlocken.

Erst sehr viel später sah ich in einer Kindersendung, warum ein Streichholz entflammt. Erst in diesem Moment wurde mir bewusst, dass mir der Hintergrund bis dato unbekannt war.

Ich kenne andere Menschen und ähnliche Geschichten. Offenbar haben wir alle, als Kind, vieles zuerst einmal "einfach nur gelernt", ohne zu hinterfragen.

(2000)

Grace Hopper meinte einmal (1986?), dass es keinen Grund gibt, so viele Sachen auszudrucken. Nun endlich ist auch bei uns vom "papierlosen Büro" die Rede.

Allerdings ist es noch ein weiter Weg dahin.

Sie meinte damals, dass die nächste Generation es ändern wird. Ich zweifle stark daran, dass es jemals so optimal laufen wird.

Unabhängig davon, dass die Monitore auf Dauer unseren Augen schaden (das ständige "ins-Licht-schauen"), sind Bücher, in der Herstellung und der vielleicht einmalig folgenden Vernichtung, wesentlich umweltschonender, als die Elektronik mit z.B. ihren giftigen Akkus.

Dieser und weitere Aspekte werden natürlich gerne ignoriert. Was jedoch viele schon erlebt haben und was sich dadurch einprägt, ist der Moment, den ich erst kürzlich hatte:

Ich war heilfroh, dass ich alles ausgedruckt hatte, als mir schon wieder einmal eine Festplatte abgeschmiert ist und ich einige Zeit ohne Computer zurecht kommen musste.

(2000)

Ich habe wieder einmal Zeit am Rechner und im Internet verbracht.

In diesem Fall habe ich ein Rollenspiel und auch ein "Online-Rollen-spiel" ausprobiert.

Das macht schon Spaß.

Man vergisst dabei auch die Zeit.

ABER:

Nach einem "normalen Rollenspielabend"
fühle ich mich nur müde (ob der späten Uhrzeit).
Teilweise ist sogar mein Energielevel wieder auf
Maximum. In jedem Fall hat es mir viel Freude
bereitet.

Nach einem "Rollenspiel am Monitor"
fühle ich mich schlapp und regelrecht ausgelaugt.
Auch das Einschlafen fällt mir schwer, trotz der
schweren Augenlider. Unabhängig davon, ob am
anderen Ende "echte Menschen" waren oder ich
nur "offline" gespielt habe.

Ergo:

"Persönlich" ist auch in diesem Fall besser!

Das andere kostet zu viel Energie!

(2000)

Jetzt hatte es auch mich erwischt:

Ich hing in einem Jammertal fest.

Immer wenn ich dachte, dass ich wieder heraus gekrabbelt war, dann
kamen gewisse Anmerkungen und ich rutschte wieder hinab.

Das nervte mich, da ich ja wusste, dass ich so auf der Stelle trete.

Und ich nervte bestimmt auch andere damit und zog sie vielleicht sogar mit hinein.

Dann machte ich mir bewusst, dass ich doch schon so viele Hürden
überwunden und Klippen umschifft hatte. Zum Beispiel, als man mir
mitteilte, dass ich nie wieder laufen werden können und ich im Rollstuhl saß. Oder als meine Augen total verrückt spielten.

Wenn so heftige Sachen passierten, dann holte ich mir Hilfe.

Dies ist keine Schwäche.

Im Gegenteil:

Es zeugt von Mut und Stärke, wenn man vor sich selbst und auch
noch vor anderen zugeben kann, dass man fehlbar und verletzlich ist.

So richtete ich mich (im wahrsten Sinne des Wortes) wieder auf,
schaute mich um und rief nach Hilfe.

Und prompt wurde mir ein Seil zu geworfen.

(2001)

In früher Vergangenheit hatte ich tolle Pläne für den Tag und am Ende zu oft nur die Hälfte (wenn überhaupt) umgesetzt.

Irgendwann einmal kam ich auf die Idee,
mir einen Wecker zu stellen.

Zum Beispiel stellte ich ihn auf 15 Minuten ein, wenn ich Duschen ging. Danach wollte ich weitere 15 Minuten einstellen: fürs Abtrocknen und Haare rubbeln, dann fürs Anziehen und Zurechtmachen etc. Dies habe ich leider öfter vergessen, dennoch habe ich ein gewisses Zeitgefühl entwickelt.

Hilfreich war es auch, für Aufgaben, wie "Zimmer aufräumen", eine Hörspiel- oder Musikkassette einzulegen. So wusste ich ungefähr wieviel Zeit vergangen ist.

Mein Handy gibt mir nun die Möglichkeit, mehrere Alarmzeiten einzustellen. Das ständige Gebimmel geht zwar einigen auf die Nerven, doch schaffe ich seither meinen Tagesplan. Und oft noch mehr ...

Ich denke, dass es daran liegt, dass ich, durch diese Zeitfenster, mehr bei der Sache bleibe und

"einfach mache",

statt wiederholt darüber zu grübeln,
was ich wie machen könnte, sollte oder müsste.

(2001)

Vor über einem Jahr hat es bei uns gebrannt und der Ärger begann.

Weil wir (ungleich anderer) keinen Profit aus der Sache schlagen
wollten, türmten sich ungeahnte Hürden auf. Letzten Endes waren
wir die Gelackmeierten.

Ein großer Trost:
  Es gibt mehr Menschen, die solche Erfahrungen gemacht haben.

Es sieht wohl so aus, dass die Zahl derjenigen überwiegt, bei denen
das eigene Wohl über den Werten, die allen dienen, steht. Und diese
schließen dann von sich auf andere.

                    Wo bleibt da die Gerechtigkeit?

(2001)

Beim Rollenspiel (mit einer neuen Gruppe) kommt immer mal der
Moment, an dem man seinen Helden beschreibt. Und wieder zeigt es
sich, dass es am einfachsten ist, wenn man ein Bild vorweisen kann.

Dabei ist es unerheblich, ob dieses eigenständig gemalt, mit einem
Zeichenprogramm erstellt oder aus dem Internet ausgedruckt wurde.

Auf die Frage: "Wie sieht Dein Chara aus?" / "Beschreib bitte mal
Deinen Chara" halte ich das Bild hin. Im Stil von: "So (ungefähr)!"

(2001)

Da wird man in Kursen mit Fragen bombardiert. Selbst wenn klar
gestellt wurde, dass das Thema erst später behandelt wird.

Auch gibt es inzwischen vermehrt Aussagen wie:

"Habe ich schon probiert! Hat nicht funktioniert!
Darum komme ich dieses Mal zu Ihnen."

Ich bitte dann um Geduld, stelle mein Verfahren konkret vor und
lasse mir von den Teilnehmern ihre Umsetzung bzw. den geschei-
terten Umsetzungsversuch erklären.

Bislang entdecken wir dabei gemeinsam stets nur eine Ursache für
das "Versagen der Methode":

Es fehlten Komponenten bzw. Schritte!

Ich sehe die Ursache hierfür in der Ungeduld.

Ich kenne Kinder, die das Krabbeln ausgelassen haben. Doch alle
lernten sie zuerst, mit ihren Beinchen umzugehen. Dann versuchten
sie das Gehen zu lernen, bevor sie aktiv das Rennen übten.

Schade, dass Erwachsene es so eilig haben.

Noch trauriger:
Nur wenige erkennen die Stolperfalle "Ungeduld".

(2001)

Seit einer gefühlten Ewigkeit versuche ich herauszufinden, warum so viele Menschen auf eine gemeinsame Schlafstatt bestehen, statt das Bett, im wahrsten Sinne des Wortes, zu teilen.

Vor allem, wenn sie dann jammern, dass ihnen der Schlaf fehlt, weil der Partner den gesamten Regenwald mit seinem Schnarchen abholzt oder er ständig die Decke oder das Kissen stiehlt oder einen aus dem Bett tritt etc.

Ist es einfach nur "Tradition"?! Eine alte Denkweise, die leider mit ins neue Jahrtausend geschwappt ist?! Wie so vieles?!

Dabei gibt es doch so viele Beispiele, die zeigen:

Zwischen "Liebe" und "gemeinsames Bett" besteht
<u>kein</u> direkter Zusammenhang.

Eher ist es so, dass eine Partnerschaft durch ein gemeinsames Ruhelager stärker beansprucht wird, da der Schlafmangel seinen Tribut fordert. Paare mit getrennten Betten oder sogar Wohnungen wirken ausgeglichener, gelassener und manchmal sogar verliebter (auf mich).

Natürlich spielt da noch mehr rein, als nur der erholsame Schlaf.

Doch eben dieser ist nun einmal unerlässlich für klares Denken und Handeln. Hierzu gibt es mehr als genug Studien.

(2001)

Wie bei vielen anderen Sachen (hören, sehen, reden, machen etc.)
gibt es auch bei den Fragen gravierende Unterschiede.

Die zwei Extreme:

richtige Fragen und falsche Fragen

Die Schwierigkeit:

Dieselbe Frage kann beiden Arten angehören.

Entscheidend sind der Ort, die Zeit, der Tonfall, die Atmosphäre, der
Gesprächspartner etc.

Auch ich habe damit oft genug zu kämpfen.

Durch die richtigen Fragen (und natürlich das richtige Zuhören)

kann man viel Neues erfahren.

Durch die falschen Fragen

kann man sehr viel Unmut heraufbeschwören und

sogar jemanden verletzen. Auch können sie man-

gelndes Vertrauen oder Desinteresse signalisieren.

Alles in allem:

Auch dies wäre viel einfacher, wenn alle Menschen

offener wären und auch damit umgehen könnten,

dass

außerhalb ihrer eigenen Welt

eine vollkommen andere Welt existiert.

(2001)

Und einmal mehr hat mich ein Mensch überrascht. Beim heutigen
Pen & Paper Rollenspiel hat er tapfer die Regeln zitiert. Daraufhin
zeigte ich ihm in alter Manier den Eintrag, dass die "Regeln" nur als
Hilfestellung gedacht sind. Normalerweise kann das Spiel dann einfach weitergehen. Doch dieses Mal brach tatsächlich eine sehr wort-
reiche Diskussion vom Zaun, die damit endete, dass wir das Spiel
komplett abbrachen.

Mir ist immer noch schleierhaft, wie diese Person trotz dargelegter
Beweise, so an der Regel festhalten konnte. In dem Fall widersprach
die Regel sogar der Umsetzung eines logisch erklärten Ablaufes.

Obendrein ist die Krönung des Ganzen, dass der Querulant sonst
experimentier-freudig und umgänglich ist.

Keine Ahnung, was ihn heute geritten hat!

(2001)

Ich habe schon viele Ausreden gehört, wenn jemand keine Lust hatte
bzw. zu faul war, um etwas bestimmtes zu tun. Und der fleißige Er-
finder hatte den meisten Erfolg, wenn seine Erfindung der Bequemlichkeit zu Gute kam.

Zum Beispiel:

Um schneller von A nach B zu kommen wurde das Fahrrad,
um bequemer von A nach B zu kommen wurde das Auto und
um sitzenbleiben zu können wurde für Fernseher eine Fernbedienung

Erfunden. Und so weiter

Ergo:

Faulheit fördert unser Denkvermögen und den Erfindungsreichtum.

(2001)

In all den Jahren habe ich mir bewiesen, dass Gefühle, Emotionen und bestimmte Gesten ansteckend sind. Gähnen ist das bekannteste Beispiel, gefolgt vom Lachkrampf. Eine negative Einstellung in eine positive zu ändern, ist allerdings schwierig.

Vielleicht, weil negative Gefühle (und deren Auswirkungen) eine gute Ausrede dafür sind, sich vor gewissen Aufgaben zu drücken.

Wie schnell doch die Zeit beim Jammern vergehen kann.

Allerdings auch, wenn man Spaß hat.

In letzterem Fall habe ich dann den Elan, noch etwas zu schaffen.

Daher versuche ich mich in einem Umfeld aufzuhalten, dass mich positiv stimmt bzw. das Umfeld dahingehend zu beeinflussen.

(2002)

Seit ich weder einen Fernsehanschluss noch einen Internetzugang zu Hause habe, schaffe ich wieder viel mehr.

Ich muss öfter raus gehen, um mich mit Freunden fürs Kino oder einen Spieletag zu treffen. Da nutze ich gleich die Chance bei einem Internet-Café reinzuschneien. Natürlich bummle ich dann auch etwas durch die Stadt. Gerne sitze ich im Buchladen zum Schmökern oder hole mir neue Bastel-Ideen im Drogeriemarkt und Zauberladen.

Kurz:

Ich komme an die frische Luft, laufe viel und lerne Neues.

(2002)

Gerne werden Sprüche wieder gegeben wie:

"Die Kirschen in Nachbars Garten sind immer süßer."
oder
"Das Gras ist auf der anderen Seite grüner."

Das Interessante dabei ist, dass ich, neben Menschen, ferner Tiere beobachten konnte, die offensichtlich ebenso dachten:

Pferde die ihren Hals durch den Zaun reckten, um das Gras auf der anderen Seite zu erwischen. Hunde und Katzen, die zunächst den Fressnapf des Hausgenossen kontrollierten. Etc.

Einer meiner Nachbarn hatte tatsächlich einen viel grüneren Rasen. Eines Tages habe ich mir den genauer angeschaut und stellte fest, dass die satte Farbe von dem Moos herrührte, welches zwischen den Halmen wuchs. Seitdem bin ich ein Fan von Moosteppichen.

Ergo:

Man kann sehr wohl fremdes Eigentum bewundern.

Doch dazu gehört, dass man es genau inspiziert.

Und sich vor allem die Vorteile dessen,
was man bereits besitzt,
vor Augen hält.

(2002)

Natürlich laufe auch ich jedes Mal Gefahr, dass ich in Fettnäpfe trete und Hohn & Spott oder gar einen Tadel ernte, wenn ich meine Meinung offen kundtue.

Kein Wunder also, dass andere gelernt haben, zu schweigen. Demzufolge muss ich aktiv auf die Menschen zugehen und sie fragen, wenn ich gewisse Sachen wissen will.

Nun ist es ja so, dass die Welt sich immer weiter dreht. Es ist unmöglich auf dem aktuellen Stand zu bleiben, wenn man keine Erkundigungen einzieht. Daher bin ich angewiesen auf die Verbesserungsvorschläge und auch Erfahrungen anderer.

Je weniger Angst die Befragten haben müssen, dass sie sich blamieren, desto ehrlicher fallen die Antworten aus.

Viele wissen inzwischen, dass ich Rückmeldungen ernst nehme (auch wenn natürlich nur ein Teil umgesetzt werden kann) und kommen auch von selbst auf mich zu. Ihnen ist auch klar, dass meine Bemerkungen und Fragen darauf begründet sind, dass ich ihre Sichtweise tatsächlich verstehen möchte.

Das ist schön.

Ich danke dafür!

(2003)

Mein Bruder und ich sind mit japanischen Comics und Trickfilmen aufgewachsen. Auch heute noch beschäftigen wir uns unter anderem gerne damit. Vor allem mit einem "Krieger". Viele würden ihn banal als naiv bezeichnen. Dabei sehen wir dies als seine Stärke.

Er glaubt an keine Grenzen.
Er trainiert einfach weiter.
Ohne sich mit dem "Ist es möglich?" aufzuhalten.

Wir sind überzeugt:
Die Kunst liegt darin, <u>überzeugt</u> davon zu sein, dass Grenzen, die vor Ewigkeiten gesetzt wurden, nur für die gelten, die daran festhalten.
Diverse Sportler (und auch andere) beweisen dies immer wieder.

(2003)

Die Welt ist so vielfältig! Wenn etwas als "Neu" bezeichnet wird, dann finde ich oft Belege dafür, dass es woanders schon (längst) gang und gäbe ist. Ein Beispiel von vielen ist der Bungee-Sprung. Die Bevölkerung, für die dies schon länger Tradition ist, benutzt zwar Lianen, doch ist es das gleiche Prinzip.

Darüber (und auch über anderes) kann man stundenlange Diskussionen führen. Leider zeigen manche dann, dass ihnen was-auch-immer fehlt, um damit umgehen zu können,

dass andere Menschen eben auch andere Gewohnheiten haben,

dass ein Standard auch anders aussehen kann und

dass das Individuum Mensch in keine festgegossene Form passt.

(2003)

Meine erste, höchst eigene Wohnung!

Da ja ein erholsamer Schlaf für mich das A und O für meine Glück-
seligkeit ist, habe ich viel darüber nachdacht, wie ich dieses eine
Zimmer einrichte. Bezogen auf: Lichtverhältnisse, Wärme- und
andere Störquellen, (Ab-)Wasserleitungen etc.

Ich habe erst einmal meine Matratze an verschiedene Orte gelegt und
dann ausprobiert, wie wohl ich mich jeweils fühle. Im Bad habe ich
eine Kommode aufgestellt, um die Toilette zu verstecken. Dann habe
ich einen passenden Platz gesucht, damit ich abends, bei Kerzenlicht,
gemütlich meine Zähne putzen kann. Und noch vieles mehr.

Interessant dabei:

Ich habe mir nach langer Zeit wieder eine Daunendecke zugelegt.
Und prompt wieder Zahnschmerzen bekommen.

Da scheint tatsächlich ein Zusammenhang zu bestehen. Ich denke,
das liegt daran, dass diese Decke anders fällt und in der Nacht auch
in gewisser Weise zusammenfällt. Daher bin ich wohl unbewusst im
Schlaf ständig damit beschäftigt, sie wieder zu richten.

Das belastet!

Und somit habe ich einen Grund zum Zähne-Knirschen.

(2003)

Abends so alleine fallen einem interessante Dinge ein: Welches
Glück ich mit dieser Wohnung habe und ob ich dies durch meine
Gedanken beeinflusst habe?!
Und dann musste ich an "Patin" denken. Welch eine tolle Frau! Sie
liebte Kreuzworträtsel und kümmerte sich bis ins hohe Alter um die
Senioren-Fahrten nach Nord-Deutschland. Dann brach sie sich den
Arm. Sobald er endlich verheilt war, verletzte sie sich gleich wieder.

Und mit einem Male wurde ihr ihr Alter bewusst. Ich erschrak, als
ich sie wiedersah. Sie war auch optisch, quasi von einem Tag auf den
anderen, gealtert. Dennoch kümmerte sie sich noch selbst um ihren
"Abschied". Nachdem alles erledigt war, schlief sie für immer ein.

Die Trauerfeier war besonders. Alle anwesenden schwärmten von
dieser einzigartigen und selbstbewussten Frau.

Ich spürte keinen Schmerz über den Verlust.

Wir waren einfach nur dankbar über die Ehre, sie gekannt zu haben.

(2003)

Es heißt: *"Ein Bild sagt mehr als tausend Worte."* Aus diesem Grund
versuche ich, Informationen zu malen statt sie aufzuschreiben. Die
Kunst dabei ist, schnell genug die passenden Bildchen zu finden.

Beispiele: Idee = leuchtende Glühbirne, Pause = Kaffeetasse etc.
Doch auch: ->x = x anrufen, >>x = zu x gehen, <<x = x kommt etc.

(2003)

Neue Wohnung, neue Menschen, neue Erfahrungen.

Veränderungen sind schön. Wenn man sie zulässt.

Natürlich braucht man immer Zeit, bis man sich umgestellt hat. Mal mehr. Mal weniger. Zum Beispiel braucht es natürlich mehr Durchhaltevermögen, wenn es um Nikotin oder Koffein geht. Diese Stoffe stellen zu viel in unserem Körper an, sodass es gefühlt ewig dauert, bis man positive Effekte sieht.

Viele haben berichtet, dass sie nach ca. vier Tagen gemerkt hätten, dass sie besser Luft bekommen bzw. erholter aufwachen. Ich habe gelesen, dass ein Körper erst nach sieben Jahren alle Zellen erneuert hat. Also wird eine tatsächliche Entwöhnung mindestens so lange dauern. Den Autopiloten des Gehirns, sowie das Gedächtnis der Muskeln, noch mit eingerechnet ... dann ist es nur logisch, dass ein Drogensüchtiger stets ein Drogensüchtiger bleiben wird.
Unabhängig davon, ob die Droge nun illegal ist
 oder Alkohol, Kaffee, Zigarette etc. heißt
  oder ganz anderer Natur ist wie das Spielen, Wetten, Chatten etc.

Gewöhnung kann zwar praktisch sein und einiges erleichtern,
doch ist sie immer mit Vorsicht zu genießen.

Ich finde es gut, wenn man seine Gewohnheiten ständig hinterfragt und seinen Körper und Geist mit Veränderungen und Neuerungen ein wenig auf Trapp hält.

(2003)

Ich wurde immer wieder ausgenutzt und auch als "naiv" beschimpft.
Ich blieb bei meiner Einstellung, dass Helfen Freude bereitet. Und
nun zeigte sich einmal wieder, dass es auch andere gibt, die "einfach
nur geben". Dieses Mal waren es sogar Menschen, denen ich zum
ersten Mal begegnet bin.

! Ich danke Euch !

(2003)

Die Dampfmaschine ist nur ein Beispiel von vielen, bei der ich entdeckt habe, dass Menschen unabhängig voneinander eine Idee oder
gar eine Erfindung entwickeln können. Leider sind wir so Wettbe-
werbsorientiert, dass nur der, der zuerst an die Öffentlichkeit heran
treten konnte, den Ruhm geerntet hat.
Kein Wunder also, dass immer wieder mit bereits Bekanntem vergli-
chen wird. Dennoch traurig, dass man gleich davon ausgeht, dass nur
kopiert bzw. abgekupfert wurde. Natürlich gibt es auch hierfür genug
Beispiele. Eben weil sich die meisten ständig in einem Konkurrenz-
kampf befinden.

Ich denke, dass wir alle viel mehr Freude am Leben haben können,
wenn wir diese Spielchen um Ruhm, Macht und so weiter endlich
sein lassen. Selbst das Übernehmen anderer Leute Ideen ist eine
Leistung (auch auf die Idee muss man doch erst einmal kommen).

Vor allem aber:
Auch Kleinigkeiten verdienen Anerkennung!

(2003)

Vor Jahrzehnten lernte ich, dass der Teufel auch Lucifer, also "der Lichtbringer", genannt wird. Später hörte ich mit Erstaunen, dass dies wohl auch der lateinische Name des Morgensterns war. Diese positiv wirkende Bezeichnung schien für die "Verkörperung des Bösen" fehl am Platz zu sein. Ich beschäftigte mich also mit allen Geschichten, die ich über den gefallenen Engel finden konnte.

Unter anderem las ich, dass der Teufel den Menschen, nachdem sie aus dem Paradies vertrieben worden waren, helfen wollte, indem er ihnen das Feuer brachte. Und noch vieles andere, das mich ins Grübeln (und somit zum Gründeln) brachte.

Nach einiger Zeit legte ich fest:

> Die Begriffe "Gut" und "Böse" sind keineswegs absolut.
>
> Sie sind subjektiv.

Vor gut sechs / sieben Jahren fand ich dann Bestätigung in einer Diskussion, die durch eine Fernsehserie ausgelöst worden war:

> Eine Partei wollte lehren, indem sie sich ständig einmischte und sogar Kriege anzettelte. Frei nach Darwin: Es bleiben nur die Überlebenskünstler übrig: klüger, stärker, gelehriger etc.
>
> Die andere Gruppe versuchte sich vollkommen rauszuhalten und beobachtete nach Möglichkeit nur. Sie sahen es als besser an, wenn Wesen "ihren eigenen Weg finden und alleine zurecht kommen".

Auch heute kam das Thema mit anderen Freunden auf.

Wir waren uns schnell einig, dass es immer einen Mittelweg braucht.

(2003)

Ich rate immer, sich an Experten zu wenden. Vor allem bezüglich so scheinbar banalen Dingen wie das Abnehmen, sich massieren lassen oder anderen Themen, in denen gern Selbstversuche unternommen werden. (Selbst beim "Feng-Shui-Möbelrücken".)

Mir ist dabei klar, dass zum Beispiel die Titanic von Experten gebaut wurde. Und jetzt ist jemand bei einem Bungeesprung gestorben. Und das, obwohl er von einem erfahrenen Team geleitet wurde.

Nun, wir Menschen machen nun mal Fehler.

Und wenn sogar beim Profi tödliche Unfälle passieren können, dann sehe ich das erst recht als Grund, sie zu Rate zu ziehen. Ich gebe zu, dass es auf gewissen Gebieten schwer ist, einen profilierungssüchtigen Laien von einem Experten zu unterscheiden. Zertifikate sind leider (wenn überhaupt) nur eine Momentaufnahme. Außerdem gibt es in gewissen Bereichen keine (ausreichenden) Prüfungen.

Daher ist es noch wichtiger,

sich mehrere Meinungen einzuholen
und genau zu recherchieren,

bevor man sich auf etwas einlässt,
das Körper und/oder Geist auf Dauer schädigt.

(2003)

Nun habe ich inzwischen schon, zusammen mit so vielen Leuten, die verschiedensten Pen & Paper Rollenspiele gespielt. Jede Gruppe hatte ihre besonderen Vorzüge und manchmal auch Nachteile. Doch eines war allen gemein: Menschen gestalteten das Miteinander.

Dies war teilweise sehr herausfordernd und auch anstrengend. Auf der anderen Seite fiel mir das Reden mit diesen Leuten viel leichter. Vor allem wenn ich schon länger mit ihnen zusammen gespielt hatte. Dadurch musste ich mich schon oft zurückhalten, um ihnen keine Beratung anzubieten. Mein Gewerbe im Großen und Ganzen geht niemanden etwas an. Einmal die beginnende Eskalation in Folge des "Personenkultes" reicht mir. (Und dabei helfe ich doch so gerne ...)

(2003)

Der Körper weiß schon, was uns gut tut. Ständig versucht er, mit uns zu kommunizieren und uns auch hier und da einmal zu warnen. Aber Zuhören ist eine Kunst, die man können wollen muss. Dann heißt es trainieren und anwenden. Nur wenige, die ich kenne, befinden sich im Einklang mit ihrem Körper.

Wenn jemand lügt, herrscht ganz klar Uneinigkeit zwischen Körper und Geist. Vor allem wenn ein Mensch versucht, anderen gegenüber seine Gefühle zu verheimlichen, sendet der Körper Signale. Die (Gesprächs-)Partner spüren dann oft nur die Präsenz einer Lüge. Ich habe wiederholt erlebt, dass diese Hilferufe des Körpers von Mitmenschen fehlinterpretiert wurden.

Und ein Streit entbrannte oder eskalierte gar.

(2003)

Ich vergleiche Menschen gerne mit Computer-Programmen.

Beide haben ihre Fehler.

Manche sind offensichtlich. Manche gut versteckt.

Nun habe ich schon viele Programm-Tests hinter mir. Und es gefällt
mir immer noch sehr. Erst kürzlich hat es sich wieder gezeigt, dass
man selbst bei einem Fehler im Code einem ereignislosen Test ablie-
fern kann. Dies kann zwei Ursachen haben:

(a) Es wurde versäumt, entsprechend zu testen.

(b) Das Umfeld verhindert die Entdeckung des Fehlers.

In jedem Fall kann man sagen, dass ein reibungslos abgelaufener
Test kein Garant auf Fehlerfreiheit ist.

Ich gehe sogar so weit, dass ich überzeugt davon bin, dass es weder
beim Menschen noch beim Computer wahrscheinlich ist,

dass sie völlig ohne Makel sind.

(2003)

Weihnachten ohne meinen Vater ist immer noch seltsam. Wie gerne würde ich mit ihm über mein erfolgreiches Geschäft und über die tolle Firma reden, in der ich nun meine Heimat gefunden habe. Seit ich vor über zehn Jahren zum ersten Mal deren Tore passiere, hat sich zwar viel geändert, doch bin ich immer noch glücklich. Selbst wenn mir einige Beschlüsse weniger gefallen und ich der Meinung bin, dass "die Wertschätzung des kleinen Mannes" leider seit einigen Jahren sukzessiv abnimmt: Ich fühle mich wohl.

Und vor allem: Ich fühle mich von meinem Vorgesetzen respektiert.

Natürlich erhalte ich als Inhaber meines Gewerbes Anerkennung. Doch wiegt diese weniger, da ich, durch die (für viele) weit höhere Stellung in der Hierarchie, automatisch mehr wertgeschätzt werde.

(2004)

Bevor ich Fortsetzungen eines Filmes ansehe, möchte ich zunächst beim ersten Teil anfangen. So nun auch mit einem Film von 1999(?). Hier wurde erklärt, dass Menschen mit einer perfekten Welt unzufrieden waren. Ich denke mir nur:

(Sarkasmus an)

Natürlich! Wenn sie keinen Grund zum Jammern haben, fehlt ihnen die beste Ausrede, um sich davor zu drücken, Energie für Unangenehmes zu nutzen. Weitere Vorteile des Wehklagens: (a) Man findet schnell jemanden, der einsteigt. (b) Die Zeit verfliegt. Und: (c) Man kann mit den Nerven dann so runter sein, dass jeder andere versteht, wenn man im Anschluss eine Erholungspause braucht.

(Sarkasmus aus)

(2004)

Wie ich es schaffe, gut zu schlafen und Energie zu tanken, werde ich ja öfter gefragt. Heute fragte jemand, ob ich gewisse "Rituale" hätte.

Ich musste tatsächlich darüber nachdenken. Ich mache so viel schon so lange automatisch, sodass es für mich selbstverständlich ist. Beispiel:

"Dreck abwaschen"

Es ist ja allgemein bekannt, dass das Gehirn in der Nacht das Erlebte verarbeitet. Morgens unter der Dusche habe ich das Gefühl, dass ich dem den letzten Schliff verpasse.

Abends dusche ich noch einmal. Hier wasche ich mir den unnötigen Ballast des Tages ab, den mein Gehirn einfach löschen kann. Somit hat es in der Nacht weniger zu tun.

In beiden Fällen sehe ich regelrecht, wie für mich (aktuell) unwichtige Dinge im Abfluss verschwinden. Dies sind Dinge, die entweder für später einmal notiert wurden oder so-und-so irrelevant sind.

Anfangs musste ich mir das vorstellen und ich bin mit den Worten:

"Nun wasche ich den Dreck ab!"

in die Wanne gestiegen.

Inzwischen ist das für mich selbstverständlich.

(2004)

Und wieder meinte jemand, dass er weder ein Handy noch eine EC-Karte verwendet, um einer Überwachung zu entgehen. Nachdem ich die IP-Adresse seines Computers ansprach, beschloss er, auch diesen abzuschaffen.

Ja, auch ich kenne George Owells Buch "1984" und so einige Filme. Gewisse Maßnahmen in der damaligen DDR (sowie noch in anderen Ländern) sind mir ebenfalls bekannt.

Dies alles zeigt mir, dass es dennoch mehr als schwarz und weiß gibt. Inzwischen habe ich auch ehemalige Ost-Deutsche getroffen, die mir (wehmütig) die Vorzüge der damaligen Zeit beschrieben.

Alles in allem kam ich zu dem Ergebnis, dass es davon abhängt, aus welchen Gründen überwacht wird.
Also:

Wer

schaut auf wen

zu welchem Zweck.

Ein "gläserner Mensch" ist extrem angreifbar (wie auch Glas), doch diese Eigenschaft kann dem Miteinander (und somit auch jedem einzelnen) viele Vorteile bieten.

Leider erlebe ich bereits im Kleinen, dass meine offene Ehrlichkeit gerne ausgenutzt wird. So geschieht es auch oft genug im Großen.

(2004)

Wenn jemand etwas lernen will, bei dem er sich oder andere verletzen kann, dann sucht er sich wohl einen möglichst erfahrenen Lehrer. Sobald es allerdings um vermeintlich "ungefährliche" Bereiche geht, scheinen die Kosten (Zeit, Geld, Aufwand usw.) mehr Gewicht zu haben als die Kompetenz.

Ein oft bekanntes Beispiel:

Abnehmen

Nur weil jemand gute Erfahrungen mit einer bestimmten Methode gemacht hat, legt er diese anderen ans Herz?! Leider sehe ich auch oft, dass viele durch "persönliche Beweise" überzeugt werden und es dann "einfach mal ausprobieren".

Dabei wird gerne vergessen, dass unser Körper sehr unterschiedlich auf gleiches reagieren kann. Zum Beispiel bin ich, im Gegensatz zu meinem Bruder, mit literweise Kamillen- und Pfefferminztee aufgewachsen. Bei einer Erkältung zeigt sich, dass die im Tee enthaltenen Wirkstoffe meinem Bruder helfen. Ich selbst bin regelrecht immun.

Ein anderes Beispiel:

Mitglieder von Familien, welche seit Generationen wenig Kräuter und Gewürze verwenden (mildes Essen), können sich übel zurichten, wenn sie versuchen von heute auf morgen mit Personen mitzuhalten, die seit Generationen so richtig scharfes Essen gewohnt sind.

Ergo:

Meiner Meinung nach braucht es immer fachkundige Hilfe, wenn man etwas lernen will. Denn diese sollte einen Überblick haben.

Vor allem bezüglich der (versteckten) Gefahren.

(2004)

Phrasen wie "Hart wie Stein" oder "in Stein gemeißelt" werden gerne verwendet. Jedem ist klar, dass Stein sehr beständig ist. Man braucht nur nach Griechenland schauen oder auf unsere Burgen.

Vielleicht kam man auch so auf die Idee, von Steinen auf dem Weg des Lebens zu sprechen. Ich finde dies sehr treffend.

Ebenso für die Aussagen "er mauert" oder "er hat eine Mauer gebaut und lässt niemanden mehr an sich heran" sehe ich einen Zusammenhang. Wie oft konnte ich schon beobachten, wie Menschen nach bestimmten negativen Ereignissen die um sie stehende Mauer erhöhten.

Und wie oft schon erntete ich Erstaunen,
wenn ich die Metapher weiter führte.

Wenn ich schon von harten Steinen spreche und damit dann mühevoll eine möglichst stabile Mauer aufbaue, dann hält die auch viel aus. Sie soll ja vor negativen Einflüssen (dauerhaft) schützen.

Selbst wenn nun "der eine besondere Mensch" ins Leben tritt,
bleibt sie bestehen.

Genau wie bei einer richtigen Mauer, braucht es nun Zeit und die richtige Methode. Andernfalls hält sie stand oder man steht alleine auf seinem staubigen Trümmerfeld.

(2004)

Auch ich lasse mich gerne ablenken. Vor allem von Aufgaben, die mir schwer fallen. Es gibt Menschen, sie eben diese mögen. Die Kunst ist es, sie zu finden. Dazu gehört im ersten Schritt die Bereitschaft einzusehen, dass es jemanden geben kann, der diese Arbeit besser erledigen kann. Sei es, weil er dafür talentiert ist oder er nur mehr Gelegenheit hatte, es zu üben. Allein schon der Grad, wie gerne man etwas macht, hat einen Einfluss auf die Zeit und Qualität.

Der zweite Schritt ist, offen zuzugeben, dass man Hilfe sucht. Hierbei ist es wichtig, zu erklären, <u>wofür</u>. Denn nur wenn andere wissen, <u>wie</u> sie helfen könnten, können sie entscheiden, ob sie Hilfe anbieten. Genau wie andere es im Supermarkt an die Suchen-und-Finden-Wand hängen, kann man seinen Zettel veröffentlichen. Selbst in der Firma oder zu Hause hilft eine Tafel als Einstieg in die "Jobtauschbörse".
Ich weiß, dass es genug Menschen gibt, die bezüglich einer solchen Aktion Bedenken haben. Ich frage zuerst nach den Konsequenzen. Im besten Fall kann man unliebsame Tätigkeiten tauschen. Und im schlimmsten Fall? Erntet man Unverständnis oder gar Tadel? Mir wurden bislang immer nur emotionale Gegenargumente genannt.
Übrigens:
Aus einer "Jobtauschbörse" kann eine "Traumjobtafel" werden.

Bisher kannte jeder Kursteilnehmer die Vorzüge einer Aufgabe, die zumindest Spaß macht. Mit Geduld, Offenheit und etwas Hilfe können alle von diesen Vorzügen profitieren. Selbst die Inhaber und Geschäftsführer der Firmen.

(2004)

Ich finde es schade, dass Gänse und Kühe unterschätzt werden. Mit beiden konnte ich persönliche Erfahrungen machen und wenn ich die Möglichkeit erhalte, dann werde ich mir auch wieder welche kaufen.

Die "blöden Kühe" lernten schnell, dass sie mich ignorieren können, da ich nur den Kälbern Futter brachte. Mein Bulle wusste, ob ich mit ihm noch "Spazieren gehen" konnte oder ob ich in Zeitdruck war.

Die "dumme Gans" war klüger als der Hund, den wir vorher hatten: In unserer Nachbarschaft lebten zwei Katzen. Wenn der Hund im Garten war, dann setzte sich eine auf den linken Zaunpfosten und die andere auf den rechten. Und das Spiel begann: sich abwechselnd, hüpften sie in den Garten und sobald unser Hund auf sie zu rannte, sprangen sie wieder auf den Pfosten. So jagte er immer von einer Seite zur anderen Seite des Rasens.

Dann hatte ich die Gans. Sie jagte die erste Katze, danach die zweite. Und als diese wieder auf den Pfosten sprang während die erste in den Garten kam, blickte die Gans nur kurz in deren Richtung, drehte sich um und watschelte in die Mitte der Wiese, wo sie sich niederließ. Irgendwann kamen die Katzen irritiert näher. Erst als beide nah genug waren, sodass eine Flucht unmöglich wurde, schoss die Gans herum und zwickte beide. Sie ließen sich nie wieder blicken.

Ich frage mich, wie diese Tiere zu den negativen Attributen kamen und somit für platte Beschimpfungen herhalten müssen.

(2004)

Das Leben wird gerne als Weg beschrieben. Da liegen dann Steine, die man wegräumen oder umgehen muss. Es gibt Dornengestrüppe und ungeahnte Abgründe am Wegesrand, in denen weitere Gefahren lauern. Auch einen Tümpel voller Blutegel, Piranhas und Haien. Und noch tausend andere mögliche Bedrohungen.

Doch was ist mit den süß duftenden Blumen, der schönen Aussicht und anderen zauberhaften Dingen? Warum wird befürchtet, dass sich dahinter Fallen verbergen? Weil sie zumeist abseits des Weges sind?

In der Wirklichkeit genießen wir doch solche Dinge:
Wir wandern dafür stundenlang durch die Wälder oder nehmen die Strapazen des in-den-Urlaub-fahrens auf uns. Hier verlassen wir auch gerne einmal gewohnte Pfade. Denn nur so können wir Neues erleben, Schönes finden und unsere Zeit genießen.
Selbst wenn wir uns mal die ein oder andere Schramme zuziehen.

(2005)

Misanthropie scheint eine Gefühlshaltung zu sein. So bekomme auch ich bei manchen Menschen einen Hals, sobald ich sie sehe. Doch zumeist haben nur einzelne Handlungen meinen Widerwillen ausgelöst. Typisch menschliche Verhaltensmerkmale verleiten mich sogar dazu "die Menschen" in einen Topf zu schmeißen. Ich verallgemeinere im Gefühlsausbruch und erscheine als Misanthrop (Menschenhasser). Dennoch helfe ich gerne. Unabhängig ob Tieren oder Menschen.

Und es gibt sogar viele, die ich liebe und/oder schätze.

(2005)

Immer wieder passierte es mir, dass ich mich am Nachmittag oder
Abend vor den Fernseher oder den PC setzte und "nur mal kurz"
etwas schauen wollte.

Und dann war es auf einmal morgens!

So habe ich tatsächlich meinen Fernseh- und sogar meinen Internetanschluss gekündigt.

Auf diese Weise habe ich mich gezwungen,

genau zu planen,

was ich wann sehen oder machen will.

Weder im Kino, noch im Internet-Café kann ich einfach sitzen bleiben und "nur noch ein bisschen länger weiter machen". Zum Spielen
treffe ich mich seither persönlich mit meinen Freunden. Da wird es
zwar auch oft morgens, doch hatte ich dann viel mehr Spaß und vor
allem das Gefühl, dass ich meine Zeit sinnvoll investiert habe.

Und

"JA":

Ich stehe der Entwicklung der internetfähigen Handys sehr kritisch
gegenüber.

(2005)

Als ich heute beim Frauenarzt war, kam wieder einmal das Thema auf, dass ich "speziell" bin. Zum ersten Mal musste er einer werdenden Mutter sagen, dass sie viel weniger trinken muss. Meine Elefantenbeine und dann noch der riesige Bauch (als ob ich Drillinge bekomme) schränken mich sehr ein. Und so denke ich wieder einmal an all meine Erfahrungen bezüglich Behinderungen und wie die "normalen" Menschen damit umgehen. Sie scheinen lediglich mit den "Schwangerschaftssymptomen" klar zu kommen. Jede andere weckt wohl Ignoranz, Mitleid, Unwohlsein oder sogar Ekel.

Unabhängig davon, dass ich viele körperliche Leiden am eigenen Leib erfahren durfte, so hatte ich auch viele interessante Begegnungen. Hier nur drei Beispiele:

In der Grundschule verbrachte ich Zeit mit einem Jungen, den die anderen Kinder fürchteten. Er wirkte aggressiv. Nachdem ich ihn näher kennenlernte, erfuhr ich, dass er Schwierigkeiten mit seinen Muskeln (einschließlich der Zunge) hatte.

Im Gymnasium gehörten Rollstühle und Krücken zum Alltag. Manchmal beneidete ich, wie sie über die Gänge flitzten.

Als ich selbst im Rollstuhl saß, lernte ich jemanden kennen, der nie eine andere Wahl gehabt hatte. Wir sausten dann durch die Gänge der Klinik und erfreuten uns am Leben.

Es ist traurig, dass diese vielen tollen Menschen, alle, die bittere Erfahrung der Ausgrenzung erleben mussten. Kein Wunder also, dass es manchmal schwer ist, mit ihnen in Kontakt zu treten.

Ich danke Euch für Eure Freundschaft!

Dumme Sprüche

Immer wieder öffne ich meinen Mund und dann höre ich mich etwas sagen, was mein Gehirn erst noch versucht zu verstehen.

Manchmal trete ich damit gezielt in den einzigen Fettnapf weit und breit und manchmal überrasche ich mich, mit meiner Schlagfertigkeit, sogar selbst.

❄ Fettnäpfe und Gedankenblitze ❄

(1979)

"Wo liegt der Vorteil im Lügen?"

(1979)

"Alles, was einen Platz hat, ist an seinem Platz. Was kann ich dafür,
wenn ich eine Lagerhalle bräuchte, um mein ganzes Spielzeug unter
zu kriegen?!"

(1979)

"Um zu hassen, muss ich doch erst geliebt haben, oder?!"

(1979)

Freundin: "Du wolltest doch aufräumen?!"

Ich: "Ich sagte <u>um</u>räumen! Was ich auch getan habe. Zum Beispiel liegt der Wäscheberg jetzt auf dem Stuhl statt ne-
ben dem Bett."

(1979)

"Ich könnte über so viel jammern und meckern. Doch ist mir meine
Zeit dafür zu schade! Ich suche mir lieber was zum Lachen! Denn
das macht auch mehr Spaß, als Trübsal zu blasen."

(1979)

"Beim Wort "quatschen" denke ich immer an "Quatsch machen"."

(1979)

"Ich bin gern alleine. Das ist weniger anstrengend."

(1980)

Oma: "Iss langsamer, es gibt keinen Grund so zu schlingen."
Ich: "Aber Du meintest doch, dass das gegessen werden muss,
          bevor es ein Fell und Beine bekommt und wegläuft."

(1980)

"Es ist meine Entscheidung, ob ich etwas tue. Ich muss nur bereit
  sein, die Konsequenzen zu tragen."

(1980)

"Wie willst Du etwas hören, wenn Du vor Dich hin plapperst und
  somit nur Dich selbst hörst?"

(1980)

"Was ist Dir lieber? Keine Schuhe oder keine Füße?"

(1980)

"Mein Zimmer muss so aussehen! Ich muss doch üben, das Chaos zu
  beherrschen, wenn ich jemals ein Genie sein will!"

(1980)

"Rinder sind intelligenter als so mancher Mensch. Der Ausdruck
  "blöde Kuh" ist also tatsächlich eine Beleidigung ... für das Tier!"

(1980)

"Lernen ist: hören, abschauen, probieren und üben, üben, üben."

(1980)

"Weshalb ist Dir die Meinung anderer so wichtig?"

(1980)

Freundin: "Boah ... Du stinkst nach Kuh-Mist!"

Ich: "Hey! Das ist Eau-de-Bianca!"

Freundin: "Wer oder was ist Eau-de-Bianca?"

Ich: "Bianca ist mein Kälbchen. Und das, was du riechst, ist
der liebliche Duft ihres Zuhauses."

(1980)

"Warum bestehen manche auf ein gemeinsames Bett, wenn sie dann
schlecht schlafen und sich über ihren Partner beschweren?"

(1980)

"Traditionen sind wichtig. Logisches Denken noch wichtiger."

(1980)

Oma: "Was Du heute kannst besorgen, das verschiebe nicht auf
morgen!"

Ich: "Da stimme ich Dir vollkommen zu: Das sind ja weniger als
24 Stunden Zeit. Lass es uns auf nächste Woche oder so ver-
schieben!"

(1980)

Ich bewundere die Patentante meines Papas sehr. Daher hier aus-
nahmsweise ein "Fremdzitat":

Patin: "Das Gehirn muss trainiert werden. So wie die Muskeln."

(1980)

Eine Freundin beschwert sich über eine weitere Person.

Ich: "Komm mal mit. Ich will, dass Du es ihr selber sagst."

Freundin: "Das ist ja mein Spiegelbild!?"

Ich: "Merkst was?"

(1980)

"Weshalb lügen Menschen ständig, obwohl sie doch wissen, wieviel
  Probleme das macht?!"

(1980)

"Schau genau hin: Der Winter hat viele Gesichter."

(1980)

"So wie Menschen ihre Dinge behandeln, scheinen sie auch ihre
  Partner zu behandeln."

(1980)

"Gefühle sind ansteckend."

(1980)

"Manche sehen mit geschlossenen Augen mehr, als andere mit offenen."

(1981)

"Steige in meiner Hierarchie und ich werde Dich mehr respektieren."

(1981)

"Die Blume am Wegesrand kann nur entdeckt werden, wenn man
  wagt, aufzusehen."

(1981)

"Ereignisse sind ein Geschenk. Und erst wenn man sie komplett
ausgepackt und ein wenig damit herumgespielt hat, weiß man,
wozu sie nützlich sein können."

(1981)

"Wann lernt der Mensch tatsächlich die Wahrheit zu erkennen?"

(1981)

"Wie nennt man Fremde, die so viel mehr können? Götter?"

(1981)

"Das Gehirn scheint es zu lieben, wenn es faul sein darf."

(1981)

Mama: "Warum rennst Du noch im Nachthemd herum?!"
Ich: "Oma und ich tun das immer, wenn wir zuhause bleiben."

(1981)

"Wer für Überblick sorgt, der darf auch vergesslich sein!"

(1981)

"Um dazu zu lernen, schaue ich über meinen Tellerrand und verlasse
auch mal meine gewohnten Pfade."

(1981)

"Wenn Du mich bittest, statt zu versuchen mich zu zwingen, dann
könnte es mir sogar Spaß machen."

(1981)

"Es gibt Dinge, die kann man weder Kaufen noch Befehlen. Zum
Beispiel: Aufmerksamkeit und Liebe."

(1981)

"Einkaufstüten (von älteren Menschen) tragen ist schön!"

(1981)

"Jeder hat das Recht auf seine eigene Meinung und auf seine eigenen
Vorlieben SOLANGE er dabei keinem anderen schadet!"

(1981)

"Du bist Du! Solange Du <u>Dein</u> Bestes gibst, ist alles gut."

(1981)

"Irgendwie finde ich Japanisch einfacher als Deutsch. Da wird viel
mehr durch Bilder erklärt, statt mit Worten."
(Es ging ums Lernen)

(1981)

"Ist die Spinne lebendig, ist das Glück Dir beständig"

(1981)

"Steine sind zum Spielen, Basteln und Bauen da."

(1981)

"Es macht glücklich die Höhepunkte des Tages zu zählen."

(1981)

"Prüfe, was Du erfährst, bevor Du urteilst."

(1981)

"Klar bin ich von 30 Kindern lieber der "30. Gewinner", als "der Letzte" oder gar "einer der Verlierer". Doch wozu braucht es denn überhaupt "Sieger"?!"

(1982)

"Erst Schadensbegrenzung, dann Ursachenforschung, um aus dem Fehler lernen zu können."

(1982)

"Wenn ich wüsste, dass es eine höhere Macht wie Gott gibt, dann bräuchte ich keinen Glauben mehr, denn dann wüsste ich es ja."

(1982)

"Ich denke: Elefanten haben kein besseres Gedächtnis, sondern nur die bessere Methode, sich etwas zu merken."

(1982)

"Meinungen in Verbindung mit Gesichtsausdruck, Körpersprache und Hintergrund geben einen Einblick auf die Seele."

(1982)

"Wenn Du eine Ausrede zum Faulsein suchst, dann lies die Bibel."

(1982)

"Genieße das Leben, anstatt es ständig zu kritisieren!"

(1982)

"Sehe Deine Welt mit ALLEN Sinnen. Du wirst erstaunt sein, wie bunt sie eigentlich ist."

(1982)

"Woran denkst Du, wenn ich "dumme Kuh" sage?"

(1982)

"Wenn ich ein Ritual verinnerlicht habe, dann kann ich auch mal davon abweichen."

(1982)

"Keiner kann Respekt fordern! Es ist meine Entscheidung, wem ich diese Anerkennung zuteilwerden lasse. Und wer sich unhöflich oder gar unfair verhält, der kann vergessen, dass ich ihn irgendwie achte."

(1982)

"Wenn es Salat gibt, schaue ich über den Tellerrand, ob da ein Löffel für den Nachtisch liegt."

(1982)

"Wie soll ich glauben, was er sagt, wenn ich sehe, was er tut."

(1982)

"Ich finde Menschen anstrengend, die Ihr Gehirn wie eine Glühbirne ständig an- und ausschalten."

(1982)

"Ich höre lieber zu, als zu reden. Da lerne ich mehr."

(1982)

"Angst und auch Mut sind wichtig. Doch immer schön ausgewogen."

(1982)

"Hätten Sie gelernt, wie man richtig unterrichtet, dann könnten Sie
bei Ihren Schülern die Potenziale erkennen und fördern."
(Ja, ich musste daraufhin nachsitzen.)

(1982)

"Kleine Häppchen erleichtern das Kauen. Also schneide das, was
Dich belastet, in kleine Stückchen."

(1982)

"Streiten ist unnütz: "Gut" und "Böse" sind subjektiv."

(1982)

"Zu viel ist schlecht. Zu wenig ist schlecht. Wichtig ist ein (persönliches) Mittelmaß."

(1982)

"Erstaunlich, wo Menschen überall ihre Ausreden finden."

(1982)

"Wenn ich nun also die Zahlen "richtig" schreiben soll, schreiben
dann alle Japaner ihre Zahlen "falsch"?!"

(1982)

"Zu hassen scheint so leicht zu sein. Oder lassen wir uns da einfach
mehr gehen, da es "verbreiteter" erscheint?"

(1982)

"Ich sage nur: "Eulenspiegel"."

(1982)

Freundin: "Kommst Du mit Spazieren?"

Ich:　　　"Reiten ist viel besser, als Spazieren zu gehen: Man sieht

　　　　　mit weniger Kraftaufwand viel mehr von der Umgebung.

　　　　　Und überdies beansprucht man bislang unbekannte Mus-

　　　　　keln."

Freundin: "Und? Kommst Du jetzt mit?"

Ich:　　　"Ich warte, bis ich mir ein Pferd leisten kann."

(1982)

"*Angst vor den Folgen* ist etwas anderes als *Respekt vor der Person.*"

(1982)

"Eine ehrliche Feindschaft hat (für mich) einen höheren Wert, als eine verlogene Freundschaft."

(1982)

"Ist Lügen nun eine Maske, eine zweite Haut oder gehört es doch
zum Wesen einiger Menschen?"

(1982)

"Die Meinungen anderer sind wichtig und gleichzeitig tückisch."

(1982)

"Die "Unbelehrbaren" werden aussterben. ... Irgendwann. ... Hoffe
ich ... "

(1983)

"Lieber eine Aufgabe erledigen, als nur abzuhaken."

(1983)

"Menschen sind schnell mit Worten, doch langsam im Handeln."

(1983)

"Es gibt immer ein Licht am Ende des Horizonts! Sogar wenn man stirbt, heißt es, dass da ein Licht ist, in das man gehen soll."

(1983)

"Das Genie braucht sein Chaos."

(1983)

"Respekt besteht auf Gegenseitigkeit. So sollte es zumindest sein."

(1983)

"Die Menschen haben die größeren Gehirne. Doch was nützt dies, wenn sie nur 1% davon verwenden und ein Tier im Gegensatz 99% verwendet?"

(1983)

"Ein Schleier verfälscht keine Wahrheit! Er verdeckt sie nur vor den Augen derer, die weder hinter ihn schauen, noch ihn abziehen, da sie der Wahrheit gegenüber sowieso gleichgültig eingestellt sind."

(1983)

"Wir haben viele Wörter und doch zu wenige."

(1983)

"Der Weg durchs Leben ist wie der physische Weg von A nach B."

(1983)

Viele Menschen verwechseln gerne "sich bedeckt halten" mit "mangelndem Selbstbewusstsein". Denen möchte ich mitteilen:

"Es gibt tatsächlich Menschen, die es schafften, den Wettbewerbs-
gedanken weitestgehend zu umgehen!"

(1983)

"Welchen Wert hat ein Sieg eigentlich?"

(1983)

Freundin: "Mann, sei doch nicht so faul!"
Ich: "Ich bestehe darauf als EFFIZIENT beschrieben zu
              werden, wenn ich vermeide, unnötig Energie zu
              verschwenden!"

(1983)

"Menschen müssen selber machen, was sie lernen möchten."

(1983)

"Gerechtigkeit erscheint mir wichtiger als Gleichberechtigung."

(1983)

"Je weniger wir einen anderen anerkennen oder er uns anerkennt,
desto respektloser verhalten wir uns."

(1983)

"Gefühle halten zusammen. Nehme sie Dir einzeln vor, wenn Du
eine Chance gegen sie haben willst."

(1983)

"Unsere Hefte haben auch pro Fach eine andere Farbe. Was stört
Dich also daran, dass meine Notizen pro Themengebiet eine bestimmte Farbe haben?"

(1983)

"Eigene Ideen und Gedanken sind unser wertvollstes Gut."

(1983)

"Mit einer gerechten Rangordnung geht alles schneller und leichter."

(1983)

"Ich bin gerne alleine, da lerne ich mehr."

(1983)

"Selbst der Winter ist mehr als grau und weiß. Da sieht man erst, wie
viele verschiedene Grautöne es gibt."

(1983)

Jemand: "Alles Gute zum Geburtstag. Und? Wie alt bist Du?"
Ich: "Hm, mal überlegen ... Jetzt hab ich's! ... "
Jemand: "Und?!"
Ich: "Einen Tag älter als gestern!"

(1983)

"Man kann sich immer nur auf eine Sache konzentrieren."

(1983)

"Ist es nun Glück oder Pech, wenn sich Menschen mit mir
befassen?!" (Und gilt das dann für sie oder mich?)

(1983)

"Nur wenn ich hinter die Kulisse schaue, kann ich aus meinen Fehlern lernen."

(1984)

"Ohne Fragen gibt es nur selten Antworten!"

(1984)

"Natürlich lernt man durch Erfahrung. Doch wozu das Rad neu erfinden, wenn es schon jemand getan hat?! Nur, um es dann neu benennen zu können?"

(1984)

"Zeit ist subjektiv. Darum ist weniger die Dauer entscheidend als
mehr die Art und Weise, wie die Zeit verbracht wird."

(1984)

"Hass scheint mächtiger als Liebe. Doch unterm Strich ist es umge-
kehrt."

(1984)

"Es ist ja soooo gerecht, wenn man andere verletzt damit man
gleichzeitig und somit gleichberechtigt aus der Bahn kommt."

(1984)

"Psst! Ich möchte mich denken hören."

(1984)

"Hey! Eleanor Roosevelt sagte schon: *Es ist besser, eine Kerze
anzuzünden, als die Dunkelheit zu verfluchen.*" ... "

(1984)

"Die Meinung anderer kann nur derjenige selbst ändern."

(1984)

"Zum Blumenpflücken verlässt Du doch auch gewohnte Pfade?!"

(1984)

"Was ist so schlimm daran, vergesslich zu sein, solange ich
intelligent genug bin, mich zu organisieren?"

(1984)

"Wenn Dir Dein Leben Steine in den Weg legt, nimm sie und baue
eine niedrige Mauer. Hier kannst Du Dich dann anlehnen oder Dich
sogar darauf setzen. Sie ist ein idealer Platz zum Rasten und auch
um Dich mit anderen zu treffen und um gemütlich zu quatschen."

(1984)

"Weshalb soll ich Deinen Worten Glauben schenken?! Ich sehe
doch, wie du handelst."

(1984)

Jemand machte sich über einen geistig behinderten Menschen lustig.
Ich: "Wer ist denn hier in Wirklichkeit "geistig minderbemittelt"?!"

(1984)

"Lass es mich egoistisch darstellen: Wenn Du nur an Dich denkst,
dann stehst Du wahrscheinlich irgendwann alleine da. Wenn sich
jeder um jeden kümmern würde, dann hättest Du viele Leute, die
immer für Dich da sind."

(1984)

"Solange das Gegenüber frei von einnehmenden Gefühlen ist, merkt es instinktiv, ob man es mit einer Laune oder mit Worten anlügt."

(1984)

"Auch (Ein-, Durch- & erholsames) Schlafen ist Gewöhnungssache."

(1984)

"Vergeben und gemerkt!"

(1984)

"Auf Gott oder eine andere "höhere Macht" zu vertrauen, darf keine Ausrede für Untätigkeit sein."

(1985)

"Weshalb muss es immer auf eine Wahrheit hinauslaufen? So vielfältig, wie wir Menschen sind, so vielfältig kann doch die Wahrheit sein?!"

(1985)

Jemand: "Schau Dir den da an. Womit hat er verdient im Rollstuhl zu sitzen? Da soll ich noch an einen Gott glauben?"

Ich: "Schon mal überlegt, dass die Prüfung, statt ihm, DIR gilt?"

(1985)

"Zu viel denken ist ungesund: Man verliert dann gerne den Faden, der einen aus dem Labyrinth der Gedanken wieder herausführt."

(1985)

"Neutralität kann verschiedene Ursachen haben."

(1985)

"Nimm es wörtlich, wenn ich sage, Du hast an etwas zu knabbern."

(1985)

"Ich ziehe Gerechtigkeit der Gleichberechtigung vor."

(1985)

"Denke an das was Du im Moment tust, statt an das, was Du noch
machen willst."

(1985)

Ich: "Gestern gab es beim Nachbarn wieder eine Light-Show."
Freundin: "Wie jetzt?!"
Ich: "Na, er hat im TV wieder einen Krimi geschaut."

(1985)

"Veränderungen sind lästig, doch sie eröffnen neue Wege."

(1985)

"Danke zu sagen oder auch einmal zu loben verbreitet Freude."

(1985)

"Magie ist überall. Zumindest laut meiner Definition des Wortes."

(1985)

"Über eine rechtmäßig verdiente Drei freut Ihr Euch doch letzten
Endes mehr, als über eine durch abschreiben erhaltene Eins."

(1985)

" ... mein Kunstlehrer mag meine Bilder ... "

(1985)

"Wenn auch "Verlierer" Hauptgewinne erhalten können, dann hatte jemand, dem das Gemeinschaftliche am Herzen liegt, die Hände im Spiel."

(1985)

"Wären gewisse Lehrer kompetenter und mehr an der tatsächlichen Wissensvermittlung interessiert, dann gäbe es auch bessere Schüler, welche wiederrum selber zu besseren Lehrern werden könnten."

(1985)

"Autopilot aus. Aus. Aus! AUS!!!!"

(1985)

"Beim Theaterspielen läuft man Gefahr, dass es eines Tages ernst wird und man sich selbst vergisst oder gar komplett verliert."

(1985)

Das neue Mädchen meiner Klasse: "Hallo!"

Ich: "Keine Zeit, muss lernen! (und tschüss)"

Das Mädchen: "Super! Ich bin dabei!"

Ich: (Mist! Soviel zu: "keine neuen Leute mehr kennen lernen".)

(1985)

Jemand: "Dumme Gans!" oder auch: "Blöde Kuh!"

Ich: "Danke für das Kompliment!"

(1985)

"Mimik ist der größte Feind der Lügen."

(1985)

"Nachfragen hilft, um sich aus den Meinungen anderer ein Bild
machen zu können."

(1985)

"Ich bin kein Misanthrop. Diese Menschen sind meines Hasses
unwürdig."

(1985)

"Höre auf deinen Körper, er sagt Dir, was Deiner Seele fehlt!"

(1985)

"Wozu sollte ich von jemanden kopieren? Und wenn Du genau hin-
schaust, dann sieht Du auch, dass es gar keine Kopie ist!"

(1985)

"Ordnung zu schaffen kostet mehr Zeit, als Ordnung zu halten. Doch
muss man erst Ordnung schaffen, um sie auch halten zu können"

(1985)

"Emotionen sind erst einmal so ansteckend wie Gähnen. Das kann
uns behindern und auch helfen."

(1986)

"Auf Menschen, bei denen die Sicherung ihres Gehirns rausspringt,
sobald sich eine dominantere Person nähert, kann ich verzichten."

(1986)

"Den Titel zu kennen, ist kein Beweis dafür, das Buch auch gelesen
zu haben."

(1986)

"Wer kann mit Fug und Recht von sich sagen, dass er fehlerfrei ist?"

(1986)

"Es gibt viele Menschen, die ihr Glück erst dann realisieren, wenn es weitergezogen ist. Falls überhaupt. Wenn Du also jemanden wirklich liebst, dann schnapp ihn Dir und prügle etwas Vernunft in ihn. Wenn Du damit scheiterst, dann hast Du zumindest genug getan, um Deine Hände in Unschuld waschen zu können. Mehr kann keiner erwarten!"

(1986)

"Der Vielfältigkeit der Menschen

folgt eine Vielfältigkeit der Erlebnisse.

Der Vielfältigkeit der Erlebnisse

entspringt die Vielfältigkeit der Menschen."

(1986)

"Viele Tiere sind tiefgründiger als die meisten Menschen, die mir bislang über den Weg gelaufen sind."

(1986)

"Altlasten neigen dazu, geballt auf einen hereinzubrechen."

(1986)

Freundin: "Du siehst aber fertig aus!"

Ich: "Hab die ganze Nacht Videos gekuckt."

Freundin: "Was denn?"

Ich: "Keine Ahnung."

(1986)

"Definiere bitte "Lüge" und "Wahrheit". Und wenn Du dann noch
bereit bist, meine Definitionen zu tolerieren, können wir reden."

(1986)

"Sich hinten anzustellen, kann mehr Freude bereiten, als vorneweg
zu hetzen."

(1986)

"Du willst mich belehren? Lerne, erlebe, prüfe, erforsche und dann
lasse Dich testen. Wenn Du bestanden hast, kannst Du wieder an-
kommen."

(1986)

"Natürlich rede ich mit mir selber! Da geht es um Themen, die mich
interessieren."

(1986)

Freundin: "Vor der Pause warst Du doch noch müde!?"
Ich: "Ich hab jetzt ja geschlafen."
Freundin: "Klar! Nach 10 Minuten bin ich auch wieder fit!"
                    (Das hat sie eindeutig sarkastisch gemeint.)

(1986)

"Respekt und Hierarchie: so funktioniert die Zusammenarbeit."

(1986)

"Fürs "Wissen" braucht es Beweise

                              fürs "Glauben" nur Standhaftigkeit."

(1986)

"Überlasse das Denken bitte den Elefanten, die haben das größere Gehirn."

(1986)

"Es gibt immer ein persönlich zugeschnittenes Maß."

(1986)

"Durch Wiederholen lerne ich. Aus dem Buch abschreiben finde ich dabei effektiver als nur Lesen. Und wenn ich es male, dann macht es mir sogar Spaß."

(1986)

"Man ist nie zu alt, um spielerisch zu lernen."

(1986)

""Anschauen" kostet weniger Zeit als "anlangen". Und sobald Du es zweimal anlangen musst, kostet es Dich schon die dreifache Zeit."

(1986)

Ich: "Ich mag keine Menschen"
Freundin: "Du bist doch selbst einer!"
Ich: "Eben drum weiß ich, wovon ich spreche."

(1986)

"Lehn Dich zurück, schnaufe durch und blicke auf das, was du in den letzten Minuten bereits geschafft hast!"

(1986)

"Alles zu seiner Zeit: Beim Planen denke. Beim Umsetzen mache."

(1987)
"Manchmal muss man sich selbst austricksen."

(1987)
"Wenn die Konsequenzen keinem anderen mehr schaden können,
 hat man immer noch genug Zeit, aus seiner Erfahrung zu lernen."

(1987)
"Wenn sogar die Kollegen an der Kompetenz zweifeln, weshalb lässt
 man sie dennoch auf uns Schüler los?!"

(1987)
"Faulheit ist toll! Sie fördert den Erfindungsreichtum."

(1987)
"Des Menschen wahre Natur ist die Ehrlichkeit. Warum sonst verrät
 der Körper instinktiv Lügen und Falschspiel?!"

(1987)
"Ich soll beim Waldlauf mitmachen?! Keine Chance: Sport ist Mord
 und Turnen füllt Urnen. Außerdem läuft meine Nase sowieso schon
 oft genug im Jahr. Und DAS sogar mit nur einem Bein!"

(1987)
""Ein Sieg um des Sieges Willen" ist in meinen Augen wertlos."

(1987)
"Selbst wenn Du keinen Beweis für die Existenz hast, kann es dennoch existieren."
 (siehe z.B.: Der Quastenflosser galt als ausgestorben)

(1987)

"Beziehungen müssen, wie ein Lagerfeuer, ständig beobachtet, gepflegt und genährt werden."

(1987)

"Nur selten wachsen schöne Blumen mitten auf dem Weg."

(1987)

"Sich über Großes zu freuen, fühlt sich genauso an, wie sich über Kleinigkeiten zu freuen. Also freue Dich auch über Kleinigkeiten!"

(1987)

"Was heißt hier "verfressen"?! Ich esse doch nur einmal am Tag! Okaaay! ... Aktuell esse ich nonstop gut 14 Stunden lang ... "

(1987)

"Hilf Dir selbst, so hilft Dir Gott" (dt. Sprichwort)

(1987)

"Keine Selbstversuche! Das kann böse ins Auge gehen."

(1987)

"Wenn Du wahrhaft glaubst, dann ist es Deine Wahrheit. Wer hat das Recht, sie Dir zu nehmen oder sie anzuzweifeln?"

(1987)

"Gewöhnung kann schaden aber auch helfen."

(1987)

""Danke" ist ein sehr kurzes und dennoch machtvolles Wort."

(1987)

"Den Nachtisch entdeckt man nur, wenn man über den Tellerrand blickt."

(1987)

"Um die Gesamtheit der Auswirkungen der Nachteile einer Sache beurteilen können, muss man diese selbst erlebt haben."

(1988)

"Das Formelschubsen in Chemie könnte mir Spaß machen, wenn ich ein solides Fundament erhalten hätte."

(1988)

"Lebe im "jetzt" ohne das "gestern" oder "morgen" zu vergessen!"

(1988)

"Unliebsame Zeitgenossen wünscht man manchmal erledigen zu können. Warum keine unliebsamen Aufgaben?"

(1988)

"Der Körper hat sein eigenes Gehirn. Vertraue ihm!"

(1988)

"Ich konzentriere mich auf meine inneren Werte statt Zeit auf meine Äußeren zu verschwenden! Letztere sind vergänglich!"
(Ebenso halte ich es mit den Menschen in meiner Umgebung.)

(1988)

"Ein Buch gelesen zu haben, ist kein Indiz dafür, es verstanden zu haben."

(1988)

"Bitte mach langsam und höre Dir erst mal zu. Vielleicht können wir dann Deine Gedanken ordnen."

(1988)

"Du steckst Menschen in Boxen. Probiere das doch lieber einmal mit deinen (Anzieh-)Sachen."

(1988)

"Ich bin kein Misanthrop, dazu sind mir die meisten Menschen zu egal."

(1988)

"Halte Dir Deine Versprechen, Aufgaben und Pläne stets bildlich vor Augen. Ich meine das wörtlich!"

(1988)

"Wer tiefen Hass empfindet, der hat vorher tiefe Liebe empfunden."

(1988)

"Stein ist beständig. Es ist einfach, eine massive Mauer damit zu bauen."

(1988)

"Gerechtigkeit ist ein Ruhekissen, auf dem ich sehr gut schlafe."

(1988)

"Man kann keine Menschen und auch keine Musik in Schubladen stopfen, außer man hat für jeden seine eigene."

(1988)

"Es gibt tatsächlich noch viele Menschen, die ähnlich wie ich
gestrickt sind!"

(1988)

"Wer in der Bibliothek nur durch die Reihen schlendert, lernt mehr
als jemand, der stundenlang auf einen Buchrücken starrt."

(1988)

"Meckern ist einfach! Machen bedeutet: "denken, planen, arbeiten"!"

(1988)

"Es besteht tatsächlich noch Hoffnung für die Menschheit."

(1989)

"Wer bestimmt welcher Standard der "richtige" ist?"

(1989)

"Schreiben macht frei."

(1989)

"Intelligenz ist ein feiges Gut. Kaum nähert sich ein "Alpha-
Mensch", flüchtet sie (bei vielen) in die Tiefen des Gehirns."

(1989)

"Sich umzugewöhnen ist anstrengend, doch ist es der Mühe wert."

(1989)

"Die Konsequenzen einer Fehlhandlung bleiben! Auch wenn man
die Ursache kennt oder einen Schuldigen benennen kann."

(1989)

"Ich ziehe eine Sekunde der Freude

einer ganzen Nacht voll Spaß vor."

(1989)

"Überlege mal, weshalb man von "überwältigen" oder "übermannen"
spricht, wenn jemand starke Gefühle zeigt."

(1989)

Ich: "Warum soll ich Staub saugen?"

Papa: "Weil Mama weg ist!"

Ich: "Und was ist mir Dir?!"

(Nach einer kurzen Pause haben wir gleichzeitig meinen Bruder
gerufen, der dann tatsächlich gesaugt hat.)

(1989)

"Was schert mich die undurchdachte Meinung anderer?"

(1989)

"Du schmeißt Deine Dinge lieber weg, anstatt zu versuchen, sie zu
reparieren. Und dann wunderst Du Dich, dass Deine Beziehungen
immer wieder scheitern."

(1989)

"Durch Übersicht und Umsicht kann jeder profitieren."

(1989)

"Die Liste der Dinge, die man besser machen kann, scheint lang.
Doch eigentlich hat sie nur einen Punkt: Hirn einschalten!"

(1989)

"Wer lernt ohne zu denken, der kann auch denken ohne zu lernen."

(1989)

"Ich bin zu alt für diese Welt!"

(1989)

"Hassen ist mir zu anstrengend! Da müsste ich ja aktiv etwas tun."

(1989)

"Menschen sind keine Computer!"

(1990)

"Ich verliere lieber ehrlich, als durch mogeln zu gewinnen. Egal, wer
  gemogelt hat."

(1990)

"Schmerzen und Narben sind Erinnerungen, welche bleiben. Es liegt
  an uns, was wir daraus machen."

(1990)

Ich: "Eins ist doch weniger als drei, oder?"
Freund: "Ja?! ... und was hat das mit deiner Verfressenheit zu tun?"
Ich: "Ich mein' ja nur: Ich habe nur eine Mahlzeit am Tag; Du
                hast drei Mahlzeiten ... "

(1990)

"Vieles kann man nur lernen, indem man es macht."

(1990)

"Wenn ich beweisen könnte, was ich glaube, würde ich wissen."

(1990)

"Manchmal ist delegieren effektiver, als es selbst zu tun."

(1990)

"Auch ein Gehirn kann wohl durch fehlende Übungen abbauen."

(1990)

"Wer wahrhaft glücklich ist, dem ist es einerlei, wer Recht hat."

(1990)

"Wenn alle gerne mit anpacken, kann jedes Ziel erreicht werden."

(1990)

"Benenne erst die Vorteile, bevor Du über die Nachteile jammerst."

(1990)

"Nur weil ich mich im Hintergrund halte, Fragen stelle und Feedback
einfordere, heißt das noch lange nicht, dass ich an mangelndem
Selbstbewusstsein leide. Weiterentwicklung und stetig an sich
selbst zu arbeiten ist keine Schwäche."

(1990)

"Um Blumen auf dem Feld zu pflücken, muss man den bekannten
Weg verlassen und unbekannten Gefahren entgegentreten."

(1990)

"Hier ist die Küche. Bedient Euch selbst."

(1990)

Eine Dame: *"Es ist schön, wenn kein Finger auf einen zeigt, wenn*
man zugibt, dass man etwas nicht kann."

(Danke, dass ich das Zitat verwenden darf. Ich freue mich immer noch sehr darüber.)

(1990)

"Ich drücke mich nicht: Ich setze Prioritäten!"

(1990)

"Baue <u>niedrige</u> Mauern, baue Brücken, pflastere Deinen Weg. Egal!
Hauptsache es dient Deinem Vorankommen."

(1990)

"Sogenannte "heikle Themen" neigen dazu, zu wachsen, wenn sie
sich ignoriert fühlen."

(1990)

"Ja: ich bin anders! Genau deshalb kamen wir damals erstmalig ins
Gespräch. Ich bezweifle, dass wir uns sonst kennengelernt hätten."

(1991)

"Pausen sind für mich beim Lernen unerlässlich."

(1991)

Ich: "Brücken aus Stein halten doch länger, als die aus Holz,
oder?"

Freund: "Schon ... "

Ich: "Dann höre auf, mit den Zaunpfählen zu winken! Pack
lieber mit an und baue mit mir eine Brücke aus den
Steinen, welche auf unseren Wegen liegen ... "

(1991)

"Helfen bringt Freude. Allen Beteiligten!"

(1991)

"Auch "auf den Körper zu hören" ist ein Lern<u>prozess.</u>"
 (und beansprucht somit Zeit.)

(1991)

"Wie heißt es so schön: *"Weniger ist manchmal mehr"*. Also lassen
 Sie uns Papier sparen und versuchen Sie, das zu notieren, was
 <u>Ihnen</u> wirklich wichtig ist."

(1991)

"Ich trage mein Zuhause immer in meinem Herzen! So kann ich
 mich an vielen Orten wohl fühlen und fast überall Energie für
 neue (Schand-)Taten tanken."

(1991)

"Ich überlasse das Grübeln den Wissenschaftlern. Sie haben die Zeit
 und die Mittel zum Forschen."

(1991)

Freitag abends:
                "Wann kommst Du heim?" - "Montag"
Drei Wochen später (an einem Montag):
                "Du wolltest doch am Montag heimkommen?!"

                             -

                "Sagte ich an welchem?!"

(1991)

"Manche gesunde Menschen sind blind und taub ... "

(1991)

Eine Mitschülerin ist völlig aufgelöst und regt sich auf:

"Es war eine dumme Entscheidung von ___, sich vor den Zug zu werfen."

Ich: "Für wen?" (Danach konnten wir in Ruhe reden.)

(1991)

"Ich kann jetzt noch stundenlang Ihre Fragen beantworten und wir können auch über den Sinn und Unsinn philosophieren. Doch nach meiner Erfahrung haben wir alle mehr davon, wenn Sie mir einfach vertrauen. Im Anschluss können wir immer noch reden und sogar einen Termin für die Beantwortung weiterer Fragen ausmachen." (Der Teilnehmer stellte (auch am Ende) keine Fragen mehr. Wider Erwarten erhielt ich eine Top Rezension von diesem Teilnehmer.)

(1991)

Ein Typ in der Disco: "Schau doch nicht immer so grimmig, da traut sich ja keiner Dich anzusprechen."

Ich: "Denk mal drüber nach."

(1991)

"Menschen zeigen selten beim ersten Treffen ihr wahres Gesicht."

(1991)

"Es ist eine Kunst, Dinge so zu notieren, sodass das Geschriebene (selbst noch nach Jahren) interessant bleibt."

(1991)

"Wenn ich Zeit schinden und mich im Kreis drehen will, dann grüble ich. Wenn ich vorankommen will, dann lege ich los und mache."

(1991)

Ich blicke mit meiner Freundin in ihren Ranzen.

Ich: "Deutsch ist Rot, Mathe Blau, Bio Grün. Findest Du das praktisch?"

Freundin: "Ja klar!"

Ich: "Dann verwende doch verschiedene Farben auch für die unterschiedlichen Informationsarten."

Freundin: "Super Idee!"

(Ich: ... ohne Worte ...)

(1992)

"TV oder kein TV, das ist hier die Frage!"

(Die Reaktionen meiner Freunde waren göttlich. Selten so gelacht!)

(1992)

"Es gibt einen Unterschied zwischen "Schlaf" und "Schlaf"!"

(1992)

"Dumm, dass der Mensch so intelligent ist. Durch all die guten Ideen entgeht ihm, wenn er vergessen hat, sein Hirn einzuschalten."

(1992)

Ich: "Ha! Das Krankenhaus hat es getestet: Ich bin Ureinwohner!"

Papa: "Ich habe doch schon immer gesagt, dass Du eine Wilde bist."

Mama:"Das ist kein Grund sich immer so aufzuführen!"

(1992)

"Das englische *present* bedeutet "Gegenwart" (Präsens) und auch "Geschenk" (Präsent). Ergo: The present is a present."

(1993)

"Jedes Feedback ist nur eine Momentaufnahme."

(1993)

"Lieber ein Verlierer, der von seinen Freunden gesehen wird,
              als ein Gewinner, der mit seinem Rampenlicht alle blendet."

(1993)

"Sie sind zu mir gekommen. Also vertrauen Sie mir bitte zunächst einmal statt den ganzen Betrieb aufzuhalten. Am Ende haben Sie Zeit für Fragen und gerne auch für Verbesserungsvorschläge."

(1993)

                    "Danke Papa!"

(1993)

"Kontrolliere stets, was andere Dir zutragen. Auch sie können irren."

(1993)

"Das Universum hat einen besseren Überblick über die Erde."

(1993)

Freundin: "Du weißt schon, dass Singen, Tanzen, Treppensteigen,
              Reiten und sogar deine schnelle Gangart zu "Sport"
              zählen?!"
Ich: "Schtttt!!!!!"

(1993)

"Hey, ich bin kein Misanthrop: <u>Dich</u> mag ich ... "

(1993)

"Spaß ist nur etwas oberflächliches! ... Ok, lass uns Spaß haben!"

(1994)

"Wenn Du ganz leise bist, dann kannst Du hören, wie laut Stille sein kann."

(1994)

"Kritik kann nur helfen, wenn sich <u>beide</u> Parteien mit ihr befassen. Selbiges gilt für Ratschläge."

(1994)

"Ich würde es ja gerne auf die Hormone schieben, doch das wäre gelogen."

(1994)

"Erst wenn Du über den Tellerrand schaust, kannst Du die Croutons entdecken, die Deine Suppe verfeinern."

(1994)

"Spaß zu haben ist einfach. Wenn ich mich freuen soll, muss Du dich schon mehr anstrengen."

(1995)

"Hm ... wenn er sich ständig darüber beschwert, dass ich vor mich hinträume, dann bin ich doch eine "Traumfrau". Ich dachte immer, dass das etwas Gutes ist?!"

(1995)

"Der Mensch hat seine Höhle nur komfortabler gemacht."

(1995)

Freundin: "Redest Du mit mir?!"
Ich: "Ruhe bitte! Ich denke nach."

(1995)

"Glauben ist Macht!"

(1995)

"Rollenspiele sind wie Theaterspielen. Nur mit mehr Fantasie."

(1995)

"Bei genauerer Betrachtung schafft es Werbung, die Wahrheit so
  darzustellen, sodass man etwas anderes hinein interpretiert."

(1996)

Ich: "Haben Sie einen dieser Filme, in der ein Junge unbe-
             dingt eine asiatische Kampfsportart lernen will, ge-
             sehen?"
Teilnehmer: "Ja...?!"
Ich: "Dann hören Sie bitte auf zu fragen. Wir lernen jetzt
             das "Wie"! ... Das "Wieso", "Weshalb" und "Warum"
             wird sich im Laufe der Zeit offenbaren."

(1996)

"Wie war das mit dem Baum der Erkenntnis? Mir sagt das: Zu wenig
  Vertrauen, gepaart mit zu viel Wissensdurst, ist ungesund."

❄ 221 ❄

(1996)

"Fehler sind wie Quastenflosser: Obwohl sie lange Zeit keiner finden kann, können sie dennoch existieren."

(1996)

"Wünsche sind die bunte Maske unserer Bedürfnisse."

(1996)

"Langeweile ist was Tolles! Da hat das Gehirn endlich Zeit zum Arbeiten und Ideen-Entwickeln."

(1997)

"Ich bin kein Misanthrop: Ich bin ein Beobachter. Und beobachten kann man am Besten aus der Ferne."

(1997)

"Manchmal sterben Menschen, weil jemand helfen will ... Manchmal, weil keiner hilft ... Was ist nun besser oder schlechter?"

(1997)

"Lernen soll Freude machen und keine Qual sein."

(1997)

"Warum soll ich Staub saugen, wenn Du es nie tust?"

(1998)

"Wären die Menschen weniger faul, würden sie weniger erfinden."

(1998)

"Regeln versus Logisch Denken. Was meinst Du, was öfter siegt?"

(1998)

"Wer gleich zu Beginn Fragen stellt, der zweifelt entweder an der
Kompetenz seines Lehrers oder ist viel zu ungeduldig ...
Oder Beides."

(1998)

"Solange das umfassende Wissen über die Materie unbekannt ist,
wird vor Selbstversuchen gewarnt. Dies gilt auch für den menschlichen Körper! Und damit auch für Diäten, Feng-Shui, Akupressur
und anderes."

(1998)

"Ein perfektes Zusammenspiel im Sport, in der Arbeit und auch in
der Familie zeichnet sich durch drei Merkmale aus: Jeder hält sich
an die Regeln, gibt sein Bestes und respektiert seine Mitspieler."

(1999)

"Nur wenn man etwas ausprobiert, erfährt man, ob es besser ist."

(1999)

"Wenn Dir Pen & Paper missfällt, dann suche Dir erst einmal eine
andere Gruppe, bevor Du über dieses facettenreiche Spiel urteilst."

(1999)

"Wichtig ist, dass man seine Aufgaben im Blick behält."

(1999)

"Manchmal dauert es zwar etwas, doch bislang hat sich mein starkes
Bedürfnis zu helfen und der über alles stehende Gerechtigkeitssinn
immer ausgezahlt."

(1999)

"Leben ist wie "Kochen in einer fremden Wohnung": Man sichtet die Zutaten und dann versucht man das Beste daraus zu machen. Und manchmal schmeckt das Ergebnis sehr köstlich ... manchmal muss man es in die Tonne schmeißen und einfach von vorne anfangen."

(1999)

"Ritterlichkeit existiert! Zumindest bei den Menschen, die ab und zu mit Stift und Papier oder im Gewand durch die Welten hüpfen."

(2000)

"Auch ich kann noch viel lernen und verbessern. Kann ich also beurteilen, ob ein anderer an seinen Fehlern arbeitet?"

(2000)

"Wünsche sind wie eine Patchwork-Decke: Sie hängen aneinander und geben ein kunterbuntes Bild ab ... und unsere tatsächlichen Bedürfnisse können sich prima darunter verstecken."

(2000)

"Ich strahle aus, was ich fühle! Wie jeder Mensch, wenn er keinen Grund hatte, sich das Strahlen mühevoll abzutrainieren."

(2000)

"Die Wortwahl beeinflusst unser Denken."

(2000)

"Man schneidet sein Essen klein und isst es Stück für Stück. Andernfalls streikt der Kiefer und auch der Magen. Genau dasselbe gilt für die Probleme, an denen wir zu knabbern haben."

(2000)

"An die "EINE Lösung" zu glauben, ist Utopie. Es gibt lediglich

viele Hypothesen, die es dann durch Experimente zu beweisen gilt.

Und manchmal führen mehrere zum gewünschten Ergebnis."

(2000)

"Wenn Du wahrhaft glaubst, dann ist es so wie Du glaubst."

(2000)

"Auszeiten sind wichtig. Noch wichtiger ist es, sie richtig zu

nutzen!"

(2000)

"Die Welt ist so viel einfacher ohne Menschen, die ständig die

Schuld bei anderen suchen."

(2000)

"Damit ich mich oft freuen kann, blicke ich auf Kleinigkeiten."

(2000)

"Wenn das Universum Dir ständig Steine in den Weg schmeißt, dann

fasse doch mal Mut und gehe einen anderen Weg."

(2000)

"Die Krux bei einer Kommunikation ist: Mündlich hat man keinen

Beweis für das Gespräch; schriftlich redet man aneinander vorbei."

(2000)

"Wie willst Du hören, was mir wichtig ist,

wenn Du ständig selber redest?"

(2000)

"Rollenspiele sind ein Tor zum Reich unserer Bedürfnisse."

(2000)

"Das kleine Wort "Danke" kann so viel Schönes bewirken."

(2000)

"Es gibt so viel Leid und auch so viel Glück in der Welt. Wenn ich
auch noch über deren Ursprung und Ursache grübeln müsste, hätte
ich noch weniger Zeit, die Momente zu genießen."

(2000)

"Konzentriere Dich zuerst auf das "Wie". Du wirst sehen: Je länger
Du dich damit beschäftigst, desto mehr erfährst Du über "Weshalb
auf diese Weise"."

(2000)

"Klar stehe ich auf "einfach nur gemeinsam Zeit verbringen"! Das
tun viele in meinem Freundeskreis. Doch wenn die Menschen nun
aufhören würden, Geschenke zu kaufen, und sich tatsächlich um
ihre Mitmenschen kümmern würden, dann wäre ich arbeitslos."

(2000)

"Papierlos funktioniert nur, wenn wir uns diesen Luxus überhaupt
leisten können. Dafür muss, meiner Meinung nach, noch viel ge-
forscht und entwickelt werden. Aktuell können sich nur wenige
eine sichere Technik leisten. Und selbst die hat noch Macken."

(2000)

"Monitore rauben mir meine Energie!"

(2000)

"Durch Jammern entfernt man keine Steine von dem Weg. Hole Dir
lieber Hilfe."

(2001)

"Wenn Du mehr schaffen willst, dann plane richtig und vor allem:
Vertraue auf Deinen Plan!"

(2001)

"Gerechtigkeit ist in dieser Welt wohl Wunschdenken."

(2001)

"Ihr seht die da ... " (halte das Bild hoch) " ... reinkommen; ohne
Pferd und Hund, aber mit dem Drachen auf der Schulter."

(2001)

"Erst stehen, dann gehen, dann erst rennen! Sonst stolpert man."

(2001)

"Wettbewerbsdenken trübt gerne den Sinn für logisches Handeln."

(2001)

"Warum an alten Traditionen, die uns schaden, festhalten?! Wir
leben doch jetzt in einem neuen Jahrtausend!"

(2001)

"Auch Fragen können verletzen." (so wie Aussagen, Antworten etc.)

(2001)

"Das logische Denken verliert leider zu oft gegen Reglements."

(2001)

"Viele Erfindungen entstanden, um das Leben zu vereinfachen.

Ergo: Faulheit siegt. Oder?!"

(Als Einleitung zum Anreiz, sich das Leben einfacher zu machen.)

(2001)

Ich: "Bitte entschuldige: Ich bekomme nur ungefähr 50% von

dem mit, was Du sagst."

Freundin: "Kein Thema! Mir geht es bei Deinem Monolog genauso."

Ich: "Dann ist es ja gut."

(und so plauderten wir noch stundenlang munter weiter)

(2001)

"Gute Laune ist ansteckend und gibt Kraft und Mut."

(2002)

"Ohne elektronische Ablenkungen erlebt man mehr."

(2002)

"Schon mal das Gras in Nachbars Garten genauer unter die Lupe

genommen?"

(2002)

"Wer mit Menschen arbeitet, braucht deren Ansichten, um ihnen

auch tatsächlich helfen zu können."

(2003)

"Wenn Du es schaffst, tatsächlich zu wissen, dass es keine Grenzen

gibt, dann bist Du wirklich frei. Hier reicht kein vages Glauben

oder Hoffen. Doch ist dies ein Anfang."

(2003)

Ich: "Konzentriere Dich auf ZWeG."

Freundin: "Du meinst "den Zweck"?!"

Ich: "Ich meine ZWeG:

            Als erstes brauchst Du das **Z**iel.

            Dann kannst Du Dir einen **We**g zum Ziel überlegen.

            Der **G**rund steht dann bei der Ausführung hinten an.

            Also Ziel, Weg und Grund; kurz: ZWeG."

(2003)

"Da sieht man es einmal wieder: Für die einen ist "ein Küsschen zur
 Begrüßung" eine Neuerung, für Franzosen ist es Tradition."

(2003)

Ich: "Ich mag keine Weiber."

Die anderen: "Du bist doch selbst eins!"

Ich: "Stimmt. Und deshalb weiß ich, wie zickig, selbst-
              gefällig und widersinnig wir sein können. Überdies
              verhalten wir uns emotional und damit unlogisch,
              irrational und teilweise regelrecht vernunftwidrig."

(2003)

Kollege: "Irgendwie drehe ich mich im Kreis."

Ich: "Dann frage Dein Kind nach einer Lösung."

Kollege: "Wie jetzt?!"

Ich: "Es ist noch jung genug, um geradlinig zu denken."

(2003)

"Immer wieder erstaunlich, was unseren Schlaf beeinflussen kann."

(2003)

"Die Kunst liegt darin,

die Bedürfnisse, hinter ihrer Maske aus Wünschen, zu erkennen."

(2003)

"Unterschätze nie die Macht Deiner Gedanken!"

(2003)

"Mit ein wenig Übung geht malen schneller als schreiben. Es macht

auch mehr Spaß und ist überdies auch noch einprägsamer."

(2003)

"Gewohnheiten, Veränderungen und Neuerungen hinterfragen und

dann mal was Neues ausprobieren. Schritt für Schritt."

(2003)

"Hört es das Regnen auf, weil Du über ihn jammerst?"

(2003)

"Wie Sie dem Ablauf-Plan entnehmen können, kommt dieses Thema

noch dran. Bitte heben Sie sich derlei Fragen also für später auf."

(2003)

"..."

Wildfremde Menschen halfen mir mein Auto auszuladen, als ob es

das selbstverständlichste auf der Welt wäre. Vor Freude fehlen mir

die Worte und ich kann Euch nur sagen:

"Ich DANKE Euch von Herzen!"

(2003)

"Ich gehe nur wegen der Leute dahin: Von denen versucht nämlich
keiner, sich zu profilieren."

(2003)

"Wie definiert man "Gut" und "Böse"?"

(2003)

Freundin (weil ich ihren Kopf absuche):   "Was suchst Du?"
Ich: "Den Schalter für Dein Hirn. Du hast es heute vergessen
              einzuschalten."

(2003)

"Auch sogenannte Experten können irren. Wie schlimm sind dann
wohl die Folgen, wenn ein Laie ohne Hilfe experimentiert?"

(2003)

"Pen & Paper hat mehr Vorteile, als Du Dir vorstellen kannst."

(2003)

"Erst, wenn der Geist im Einklang mit dem Körper ist, findet man
den Einklang mit dem Universum."

(2003)

"Ich habe besseres mit meiner Zeit vor, als alles zu hinterfragen.
Zumal mir die Mittel fehlen, meine Hypothesen zu beweisen."

(2003)

"Bei Schrödingers Katze denke ich sofort an Fehler: Solange sie
keiner findet sind sie existent und gleichzeitig nicht existent."

(2003)

"Je niedriger man in der Hierarchie steht, desto sicherer kann man
sich sein, dass die entgegengebrachte Wertschätzung der eigenen
Person gilt."

(2004)

(Sarkasmus an) "Jammern ist ja soo viel einfacher!" (Sarkasmus aus)

(2004)

Freund: "Das muss doch langweilig werden?! Ständig verlierst Du."
Ich: "Weshalb langweilig? Wir unterhalten uns prima, ich lerne
        noch so viele Tricks von Dir und vor allem:
        Du spielst ehrlich (anstatt absichtlich zu verlieren)."

(2004)

"Spreche laut aus, was Du erreichen willst."

(2004)

"Ja, selbst für Präsentationen empfehle ich ZWeG. Am Ziel sind
noch die meisten interessiert. Am Weg nur noch diejenigen, denen
das Ziel zusagt UND die es tatsächlich erreichen wollen. Am Grund
die wenigsten. Für viele ist er klar, da er ja die Ursache für ihr Inte-
resse am Ziel ist. Zudem ist er etwas sehr persönliches und demzufolge kann es sehr viele verschiedene Hintergründe geben. Daher
können auch sehr leicht Diskussionen mit nur wenigen entbrennen."

(2004)

"Eine Überwachung ist immer so gut oder schlecht
                          wie die Überwacher."

(2004)

Ich: "Würdest Du für einem Hobby-Chemiker eine seiner

               "Arzneien" testen?"

Freundin: "Natürlich nicht!"

Ich: "Warum rennst Du dann zu Deiner Nachbarin statt zu

               einem gelernten Arzt, wenn Du eine neue Diät suchst?"

(2004)

"Fiktive Mauern, die einen Menschen umgeben, verhalten sich

 tatsächlich wie ihre realen Entsprechungen."

(2004)

"Wozu soll ich etwas sagen? Ich höre lieber zu."

(2004)

"Nur wenn Sie offenlegen, welche Hilfe Sie brauchen, können Sie

 auch Hilfe erwarten."

(2004)

"Papierlos soll ja der Umwelt zugutekommen ... Hat eigentlich schon

 einmal jemand über die Schädlichkeit der Produktion und der Ent-

 sorgung der elektronischen Medien nachgedacht?!"

(2004)

"Chaos ist der Ursprung neuer Ideen."

(2004)

In der Runde: "Welches ist Euer liebstes Haustier?"

Ich: "Gänse!"

(Da durfte ich dann Einiges erzählen und erklären.)

(2004)

"Schönes entdeckt man meist nur, wenn man den gewohnten Weg verlässt."

(2005)

"Na und? Wo steht geschrieben, dass ein Misanthrop kein Altruist oder gar ein Philanthrop sein kann? Das eine fühle ich, das andere tue ich gerne (für die wenigen Menschen, die ich mag)."

(2005)

Freund: "Wie: Du hast keinen Fernsehanschluss und auch keinen Internetanschluss?!"

Ich: "Weißt Du wie oft ich beim Zappen, Chatten oder Zocken die Zeit vergessen habe und durch die Vögel darauf aufmerksam gemacht wurde, dass schon wieder eine Nacht vorüber ist?!"

(2005)

"Hey! Mit acht Jahren sagte man mir, dass ich bereits Rheuma hätte. Ein paar Jährchen später, dass meine Bauchspeicheldrüse und meine Milz kaputt seien. Dann, dass ich für immer im Rollstuhl sitzen würde. Später, dass ich bald erblinden würde ... Da werde ich auch mit so ein paar popligen Schwangerschaftsleiden klar kommen."

(2005)

"Deine Augen erkennen viele verschiedene Farben. Dann lasse doch zu, dass Dein Gehirn es ihnen gleich tut."

und andere weiße Worte

Ab-und-zu höre ich ein Wort oder einen Satz und schon bildet sich in meinem Kopf ein Reim oder sogar ein Lied samt Melodie.

Manchmal ergeben die Worte nur Unsinn und manchmal drücken die Worte genau das Richtige aus.

p.s.:
Englisch ist für mich eine Fremdsprache. Bis vor ein paar Jahren hatte ich leider keine Möglichkeit, Wortwahl oder Grammatik überprüfen oder gar korrigieren zu lassen.
Und da diese Texte ja nur Abschriften sind ...

Steine   (1979)

Ich finde Steine supertoll
und hab darum mein Zimmer voll
Zum Spielen, Basteln oder Bau'n
oder einfach nur anzuschau'n
Bei Mama schürt das ihren Groll
Ich soll sie endlich doch weghau'n

Doch Steine schmeißt man nicht so weg
als wären sie nur schnöder Dreck
Die großen Meister dieser Welt
verdienten auch mit ihnen Geld
Gar vielfältig ist doch ihr Zweck
da Stein so gut die Form behält

Selbst wenn das Leben Steine schmeißt
beflügelt das nur meinen Geist
Sie sind für mich Baumat'rial
für Türme, Wege; ganz egal
Auch Mauern baue ich ganz dreist
und hock' mich drauf; so ganz legal

Mit Steinen ist das Leben schön
ob die des Geistes oder echt
Sie sind kein Grund für laut Gestöhn
Mein gut' Gemüt gibt mir da recht

Die Suche (1980)

Ein Reim erblüht in meinem Kopf.
Da fällt mir auf: "Ich armer Tropf!
Hab keinen Platz ihn festzuhalten!
Ach, hätt ich mich doch selbst geschalten!"

Seit Tagen schon hab ich's vermieden;
wollt nicht mal vage Pläne schmieden.
Hab mich ganz frech im Bett versteckt
und mich stets gründlich zugedeckt.
Und musst ich doch mal in die Welt,
hab ich mich findig angestellt:
ein Hüpfer hier, mal klettern da ...
Im Kopf sah' ich den Weg ganz klar!

Doch nun bleibt mir wohl keine Wahl!
Mein Zimmer wird zum großen Saal
mit Bergen hoch bis an die Decke...
Ich sehe keine freie Ecke!

Und dennoch weiß ich ganz genau:
irgendwo in diesem Bau
steht mein Schreibtisch an 'ner Wand;
da hätt ich dann Papier zur Hand
und sicher findet sich dort auch
ein Bleistift für den Schriftgebrauch.
Und ein Fleckchen, um zu schreiben ...
Ich müsste mich jetzt nur antreiben ...

Hilft alles nichts! Ich muss gestehen:

so ein Chaos hab ich noch nie gesehen!

Der Reim ist längst davon gestoben ...

Die Suche wird nun aufgeschoben!

Die Suche II   (1981)

Und wieder ist es an der Zeit!
Mit aufräumen kam ich nicht weit.
Es türmen sich auf allen Flächen
die Haufen, die nun zu mir sprechen.

Da hör ich: "wasch mich", "räum mich weg",
"Ich hab was unter mir versteckt" ...
Und viele andre Stimmen klingen.
Die wollen mir kein Loblied singen!

Obwohl ich ganz klar sagen muss:
dieser Raum ist ein Genuss!
Zumindest für den Schätze-Jäger,
denn solch 'nen Fundus hat nicht jeder!

Ich gebe mir nun einen Ruck
und finde gleich mal edlen Schmuck.
Dann auch noch Bilder der Familie
und hier der Stein mit der Fossilie.

Und immer mehr wird ausgegraben:
Mein Herze tut sich richtig laben
an diesen längst vergessnen Schätzen
die niemals lassen sich ersetzen:

die Marken meines Herrn Papa,

die Karten meiner Großmama,

und viele andre schöne Dinge!

Es ist so toll, dass ich laut singe!

Und ehe ich mich dann verseh,

ist mein Zimmer wieder schee!

Sogar mein Schreibtisch strahlt erneut

und bietet Platz! Ich bin erfreut!

Nun kann der nächste Reim erblühn:

dann schnappe ich mir einfach kühn

Papier und Stift und nehme Platz

um festzuhalten diesen Schatz.

Das macht das Leben wieder leicht!

Drum finde ich auch, dass es reicht.

Ich werde meiden den Verdruss:

Mit Suchen ist jetzt endlich Schluss!

Wanderungen (1981/1982)

Die Wandergruppe stolpert gern

Durch fremde Welten fern vom Lärm

Sammelt Blumen oder Steine

Feste Wege gibt's da keine

Durch Gestrüpp und sogar Dornen

Neugier tut sie hier anspornen

Mit'm Fund wird später ungeniert

Gebaut, Gebastelt, Dekoriert

Wenn sie dann im eignen Leben

Sollen mal die Steine heben

Den Wegesrand mal schauen an

Verlassen ihren Weg so plan

Dann wird gejammert und gemotzt

Den andern all das Leid gekotzt

Geschworen, dass das gar nicht geht

Man lieber auf der Stelle steht

Die Wandergruppe stöhnt und schnauft
Sie kraxeln auf den Berg hinauf
Sie wollen wirklich hoch hinaus
Noch höher als ein jedes Haus
Wenn man sie fragt warum sie's tun
Dann bleibt kein einz'ger dabei stumm
'Warum wir's tun? Das ist doch klar:
Die Aussicht ist dort wunderbar!'

Da finde ich es sehr extrem
Dass diese Menschen sind bequem
Wenn es ums eig'ne Leben geht
All Triebkraft gleich der Wind verweht
Da wird gejammert noch und noch
Wie mühsam sei das Leben doch
Kaum einer gibt sich Mühe gern
Die schöne Aussicht bleibt so fern

Marionetten (1982)

Der hölz'ne Kopf wackelt gar sehr
So wie der Körper: hin und her
Das alles ohne Gegenwehr

Der hölz'ne Kopf schaut in die Rund'
Der Rest hält still bis auf den Mund
Die Puppe steht im Vordergrund

Nun hebt sie ihren Arm hinauf
Die Fäden passen dabei auf
Dass sie nicht hat zu viel Freilauf

So geht es eine Weile lang
Begleitet von dem Hölzer-Klang
Und manchmal auch von 'nem Gesang

Dann geht sie noch im Kreis herum
Das Publikum bleibt dabei stumm
Und findet es so gar nicht dumm

Als sie sich dann am Schluss verbeugt
Und der Applaus vom Können zeugt
Wird sie noch gut-gründlich beäugt

Wie schön ist es nicht aufzupassen
Sich einfach stets hängen zu lassen
An Fäden, die man fast gar nicht sieht,
Selbst wenn ein anderer dran zieht

Da braucht man keine eigene Kraft
Es ist so egal wenn man nix rafft
Man lebet einfach nur vor sich hin
Ich sehe darin keinen Sinn

So viele Holzköpf' um mich herum
Ich frage mich oft nach dem Warum
Warum lassen sie sich so gern geh'n?
Kann keiner denn die Fäden seh'n?

Ich mag es nicht geführt zu werden
Wie Schafe in dem Schutz der Herden
Lieber kämpf ich mich im Rudel durch
Schneidet doch auch eure Fäden durch!

Die Sprengung

(1982/1983)

Ich hab 'nen großen Berg gesehn
Und schon war es um ihn geschehn
Es machte einen großen Rumms
Dann fiel er ein mit einem Plumps

Doch große Teile blieben stehn
Mit Meiseln musste man rangehn
Und Stück für Stück so mit der Zeit
Wäre der Platz wohl ganz befreit

Die Zwerge hatten alle Müh
Und freuten sich dann viel zu früh
Sie waren voller Zuversicht
Der freie Platz war schon in Sicht

Doch dann kam aus dem Himmel hoch
Viel neuer Plunder noch und noch
Wie klumpender Schnee im Winter
Verdichtend. Das sah ein Blinder

Je mehr nun fiel und liegen blieb
Je stärker musste sein der Hieb
Der Zwerge für den Dreck-Abbau
Sonst wäre das ein Supergau

Denn alles was nicht abgebaut
Im Kopf noch weiter rumverfault
Und irgendwann, das ist gewiss
Es in den Schädel Spalten frisst

So arbeiten sie Tag und Nacht
Bau'n ab was mir zu schaffen macht
Mit Meisel, Pickel, Dynamit
Das kriege ich dann auch gut mit

Im Kopf da dröhnt es manchmal laut
Es mir den ganzen Tag versaut
Die Zwerge schuften ohne Paus'
Und manchmal wollen sie wohl raus

Dann hämmert es so laut im Kopf
Ich bin dann nur ein armer Tropf
Der geistlos durch die Gegend schwankt
Und keine Energie mehr tankt

Drum lerne ich nun ganz geschwind
Gefühle was ganz wichtig's sind
Mit denen man stets leben muss
Sonst ist's mit meinem Hirn bald Schluss

Probleme werden klein gemacht
Ich lebe ab jetzt mit Bedacht
Die Zwerge kriegen Häppchen nur
Sie schnell beseitigen die Spur

So bleib' ich ruhig und der Platz frei
Der Stress ist mir jetzt einerlei
Ich hab jetzt ganz viel Kraft für mehr
Die Zwerge liegen faul am Meer

Der Schock (1985)

Der Schock fährt ihr durch Mark und Bein
Das kann doch gar nicht sein
Die Glieder werden butterweich
Sie muss sich setzen gleich

Dann kommt die Wut mit großer Wucht
Man hört wie sie laut flucht
Her muss ein Schuldiger ganz schnell
Sie braucht jetzt ein Duell

Denn sie hat ja nichts falsch gemacht
Das wäre ja gelacht
'Lass' bloß dem Feinde keine Zeit'
Sie ist zum Kampf bereit

Sie wird verteid'gen ihre Ehr'
Und notfalls auch noch mehr
Wird kampflos niemals untergeh'n
Die werden es ja seh'n

Da plötzlich fällt ihr Blick zur Seit'
Von ihr aus gar nicht weit
Wollen die wirklich dass sie's tut
Die haben wirklich Mut

Was dachten die sich dabei nur
Soll sie jetzt bleiben stur
Oder soll sie als kluger Held
Das tuen was gefällt

Sie atmet noch mal ganz tief ein
Sie will nicht wirken klein
Dann schreitet sie ein Stück nach vorn
Sie ist ja gut in Form

Jetzt greift sie couragiert ins Fach
Die Sinne sind ganz wach
Nimmt sich 'ne Tüte schnell zur Hand
Und eilt zum Kassenband

Ihr Mann indes wartete dort
Sie war nur ganz kurz fort
Denn nur ein paar Sekunden lang
Brauchte sie in dem Gang

Vergessen war nun alle Pein
Ihr Herz war wieder rein
Zwar umgeräumt die Ware war
Zum Bess'ren. Das ist klar

Veränderungen sind ein Kampf
Doch meistens so wie Dampf
Vernebeln einem schnell den Sinn
Auch wenn sie ein Gewinn

Drum liebe Leut' nehmt es nicht krumm
Und seid auch nicht so dumm
Schaut erst mal die Veränd'rung an
und was sie alles kann

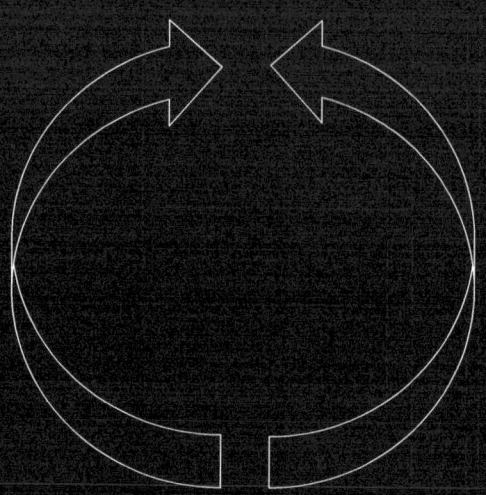

Das Blumenfest   (1986)

Solange unsere Wege nebeneinander sind

Und Ehrlichkeit heißt unser Kind

Das wir mit Offenheit ernähr'n

Soll diese Liebe ewig währ'n

Bol di tut

As long our ways are side by side

and honesty is our child,

which we nourish with openness,

forever this love is to last.

Mein Herz (1986)

Mein Herz hat vier Beine und eine feuchte Nas'
Es freut sich des Lebens und hüpft durchs Gras

Das Fell so warm, dass ich's immer spüren mag
Mit ihm ist es immer ein schöner Sonnentag

Kein Regen oder Trübsal benebelt mein Sein
Mein Herz lässt's nicht zu: Es ist so rein

Auch wenn es sein Äuß'res gern mal ablegt
Sein Inneres ist das, was mich bewegt

Drum vermisse ich's sehr, bis ich's wiederfind'
Und genieße es, wenn wir zusammen sind

Mein Herz, selbst wenn Du bist fern vom mir
Du kommst immer zurück und dafür danke ich Dir

Ich gebe zu: Manchmal erkenne ich Dich nicht
Denn die Trauer verblendet meine Sicht

Doch wenn ich die Wärme in mir spür'
Dann weiß ich, Du bist stets hier in mir

Danke, mein Herz

Lied: **Broken Heart**   (1986)

You laugh but you feel sad

You make jokes but you want to cry

You dance but the reason is your fury

Your heart greaves but you let pass

Can't the people see how you are crying

Can't the people see that you are dying

The pain is deep inside of you

And breaks your heart in two

Can't anybody see

That you've got a broken heart

You walk the streets alone

Absentminded you stare in the air

Men turn around to admire your beauty

and to greet, but you let pass

Can't the people see how you are crying

Can't the people see that you are dying

The pain is deep inside of you

And breaks your heart in two

Can't anybody see

That you've got a broken heart

Der Elefant (1987)

Ein Baby-Elefant ganz klein
ist mit uns in dem Raum
Er lief mit uns zur Tür hinein
Es ist nicht nur ein Traum

Doch da ihn jeder übersieht
streckt er sich und wächst schnell
Ein jeder hofft, dass er noch flieht
Doch er ist ein Rebell

So wird er flugs zu einem Kind
und macht sich weiter groß
Doch wie nun mal die Menschen sind
Sie ignorier'n ihn bloß

Drum wächst er weiter jedes Mal
wenn wir zusammen sind
Die Ignoranz ist eine Qual
Für dieses große Kind

Er streckt und reckt sich immer mehr
und will gesehen wer'n
Nun ist er schon bald tonnenschwer
Er hat es echt nicht gern

Tut einer doch mal sagen dass
da ist ein Elefant
Werden die andern gleich ganz blass
Und flugs wird man verbannt

So wächst er weiter ganz frustriert
und sprengt schon fast den Raum
Die Menschen jedoch ungeniert
bemerken ihn wohl kaum

Und weiter ignoriert man ihn
weil er kein echtes Tier
Den Menschen kommt's nicht in den Sinn
Warum er ist noch hier

Sein Wesen nimmt den Raum jetzt ein
da er sich setzt zur Wehr
Die Ignoranz wird uns zur Pein
Das Atmen fällt uns schwer

Nun stehen wir wohl vor der Wahl
was wir als Nächstes tun
Woll'n wir uns treffen noch einmal
Und ihn beachten nun

Oder lösen wir uns jetzt auf

und lassen es ganz sein

Nehmen die Feigheit stur in Kauf

Verderben reinen Wein

Wie es auch immer weitergeht

es muss sich ändern was

Für Spielchen ist es längst zu spät

Es macht ihm keinen Spaß

Der Elefant nun nicht mehr klein

ist mit uns in dem Raum

Er lief mit uns zur Tür hinein

Es ist so gar kein Traum

zu spät (1988)

"Der Weihnachtstag steht vor der Tür!"
Das sagt die vierte Kerze mir.
Wie schnell doch meine Zeit vergeht!
Jetzt kommt mein Gruß wohl doch zu spät!

Drum schreibe ich Dir kurzerhand
(ohne Papier und Klebeband)
auf diese Karte: "Tut mir leid!
Ich hoff', es war 'ne schöne Zeit."

Ich wünsche Dir 'nen guten Start
mit gerade richtig Fahrt
in das neue Jahr hinein
und brich Dir dabei bloß kein Bein.

Drum schreib' ich auch noch unten dran
die Zeilen für Silvester dann:
"'nen guten Rutsch ins neue Jahr!"
(Es ist mir peinlich. Wirklich wahr.)

Der Vortrag (1989)

Da stehe ich und mir ist kalt
Am Rednerpult suche ich Halt
Bestimmt ist mein Gesicht ganz weiß
Mit einem Male wird mir heiß

Das Blut mir in die Backen schießt
Und brennend durch die Adern fließt
Nun ist es wieder mal soweit
Das Publikum ist kampfbereit

Zuerst stelle ich das Ziel vor
Die Zuhörer sind noch ganz Ohr
Natürlich sind sie int'ressiert
Hab's ja im Titel adressiert

Ich zeige die Vorteile auf
Und nehme Fragen gern in Kauf
Denn jeder soll ja in sich geh'n
Und dieses Ziel wirklich versteh'n

Dann kommt der Weg zu diesem Ziel
Für manche ist das nun zu viel
Sie haben nämlich nachgedacht
Dass dieser Weg auch Arbeit macht

Das Ziel wird nun, da überlegt
Am liebsten aus dem Kopf gefegt
Und dennoch grübelt man noch nach
Da ich doch Vorteile versprach

'Gewohnheit' ist ein übles Ding
Mit 'Sicherheit' sie einherging
Veränderungen brauchen Mut
Nicht immer sind sie wirklich gut

Vor allem aber ist ganz klar
Dass nichts mehr ist, wie es mal war
Heißt das, dass man sich ändern muss?
Was ist der Weisheit letzter Schluss?

Und während sie noch überlegen
Spann ich den Bogen, ganz verwegen
Hinüber zu dem Hintergrund
Und rechne fest mit ganz viel Schwund

Denn nun geht's an das Fundament
Das jeder etwas anders kennt
Ein jeder hat 'nen andren Grund
Um hier zu sein zu dieser Stund'

Nun sitzen stets im Publikum
Verschied'ne Individu'n rum
Die einen hören sich gern red'n
Die anderen sind zu verleg'n

Die einen wollen Besserung
Den anderen ist das zu dumm
Die einen sind echt int'ressiert
Die anderen nur ungeniert

Drum dauerte es niemals lang
Bis eine Diskussion entsprang
Auch heut' zeigt es sich einmal mehr
Wie Menschen setzen sich zur Wehr

Von sachlich bis emotional
Steh'n Argumente hier zur Wahl
Und Contra gibt's natürlich auch
Mal aus dem Hirn. Mal aus dem Bauch

Und manche stell'n sich taub und blind
Da sie vielleicht zu ängstlich sind
Um hier vor Allen zu bekennen
Dass sie sich auch mal irren können

Und während man hier debattiert
Hat nun ein Teil längst resigniert
Ich hatte die Option gelassen
Dass sie den Raum 'vor Zeit' verlassen

Und übrig ist der harte Kern
Der von 'ner Lösung wär' noch fern
Doch da ich hier Vermittler bin
Macht diese Diskussion doch Sinn

So hat sich wieder mal gezeigt
Mit meinem ZWeG das Wissen steigt
Der Grundriss zu viel mehr gereicht
Ziel, Weg und Grund das ist ganz leicht

Wie man's macht...   (1990)

Da läd' man ein'ge Gäste ein;
Füllt Ihr Glas stets zum Rand.
Man fragt sie brav: 'Was darf's denn sein?'
'Habt Ihr genug zur Hand?'
'Wollt Ihr mehr? Ich kann's gern bringen!'
Ständig ist man da am Springen.
Die einen fühlen sich geehrt;
Den andren die Unruhe stört.

Das nächste Mal zeigt man ganz keck
Den Gästen jeden Raum.
Zeigt ihnen, wo sich was versteckt.
Für Mutter ein Alptraum!
Denn dann gibt's noch eine Wahrnung:
'Vom Bedienen: keine Ahnung!'
Die einen fühl'n sich wie zu Haus;
Die andren geh'n kopfschüttelnd raus.

Wie man's macht, macht man's verkehrt!
Das Verständnis bleibt verwehrt:
Die Menschen seh'n nur, was sie woll'n.
Und wollen keine Gnade zoll'n!

Die Leute reden schlecht von Dir.

Das Zeug so gar nicht stimmt!

Sie finden stets Beweise hier.

Egal wie man es nimmt.

Denn setzt man sich gekonnt zur Wehr,

Kann auch Belege bringen her,

Dann hör'n die einen gar nicht zu,

Die andren denken flugs im Nu':

'Warum ist er so angepisst

Und regt sich drüber auf?!

Wenn's wirklich nur 'ne Lüge ist,

Hörte ich gar nicht drauf!'

Doch schweigt man und lässt es gescheh'n,

Die Menschen als Beweis es seh'n,

Dass ganz klar stimmt, was man sich sagt!

Denn dieses Mal ihr Kopf sie fragt:

'Warum ist er nicht angepisst?!

Regt sich nicht drüber auf?!

Wenn es doch eine Lüge ist,

Hätt' ich da viel mehr drauf!'

Wie man's macht, macht man's verkehrt!

Das Verständnis bleibt verwehrt:

Die Menschen seh'n nur, was sie woll'n.

Und wollen keine Gnade zoll'n!

Da schreibt man mühevoll ein Buch;

Für Fantasie ein Platz.

Beschreibt nicht jedes kleinste Tuch.

Die Handlung ist der Schatz.

Die einen freu'n sich. Finden's toll.

Und sind des guten Lobes voll.

Die andren schmeißen's in die Eck:

'Was ist das für ein platter Dreck?!'

Das nächste Mal schreibt man voll Stolz

'ne gut beschrieb'ne Mär.

Dies Buch ist aus ganz andrem Holz:

Fantasie braucht's nicht mehr.

Nun glaubt man ist es umgedreht.

Den Fans auch echt die Lust vergeht.

Doch die meisten andren sagen:

'Für den Schund muss man viel wagen!'

Wie man's macht, macht man's verkehrt!

Das Verständnis bleibt verwehrt:

Die Menschen seh'n nur, was sie woll'n.

Und wollen keine Gnade zoll'n!

Drum bleib' ich einfach wie ich bin.

Sich zu verbiegen macht nicht Sinn.

Und ist der Ruf erst ruiniert,

Lebt's sich tatsächlich ungeniert!

Lied: **Reason to cry** (1992)

I'm alone again, 'cause my lover is gone
   Long, long, ago
He left me one day. I don't know how this had come
   Long, long, ago

He said: "I don't love you anymore
But it's not another girl I leave you for
My love is just gone. I don't know why
Please, baby, don't cry
'cause there's no reason to cry

I won't have a girl for a month
   please believe me
I'll come back to talk with you after that month
   please trust me

There's no love anymore
But it's not another girl I leave you for
My love is just gone. I don't know why
So please, baby, don't cry
No please, baby, don't you cry"

(Solo)

I saw him two weeks after he'd left
   I couldn't believe my eyes
There was beautyfull girl at his left
   I couldn't believe my eyes

He said, he didn't love me anymore
and it was not another girl he left me for
His love has just gone. He didn't know why
Now I know: this was all a lie
so there's the reason to cry

Yes, he didn't love me anymore
but it WAS another girl he left me for
His love is gone and he knows why
So see the fury I've got inside
Yes that's the reason why I cry

Now I cry

'cause there's the reason to cry

See the fury I've got inside

That's the reason why I cry

Neujahrsgruß (1994)

Das alte Jahr geht nun vorbei.
Den Mächten ist das einerlei.
Doch jeder Mensch wird irgendwann
'nem andren helfen: wenn er kann.

Drum achte stets auf deine Taten,
Denn diese sind dann deine Saaten
aus denen wächst Freud oder Leid;
Abhängig von der Tat und Zeit.

Und wenn Du dann in großer Not
vor Dir nur siehst die Farbe rot,
kein Hoffnungsschimmer – keinen Kleinen,
und Du zu traurig bist zum Weinen,

kann jeder Dir ein Engel sein:
ob alt, ob jung, ob groß, ob klein
ob Feind, ob Freund aus alter Zeit ...
Die Möglichkeiten reichen weit.

Das neue Jahr ist Grund genug,
zu werten was sich einst zutrug,
um klar zu stellen, WER Du bist
und was dich innerlich zerfrisst.

Sieh auf Dein Bild und frage Dich:
"Ist eine Besserung in Sicht?"
"Gefall' ich mir, so wie ich bin?"
"Macht eine Änderung denn Sinn?"

Dann nehme hin, was einmal war,
und starte in das neue Jahr
mit diesem Bilde von Dir selbst
und dem was Du von dir jetzt hältst.

Nun lenke Deinen Fuß geschickt
und achte, dass er nicht umknickt,
und sehe stets Dein Ziel ganz klar.
So meisterst Du ein weit'res Jahr.

Ich wünsche einen guten Rutsch!

Lied: **Voran und Voran** (1996)

Durch tosende Stürme kam über das Meer
'ne Gauklerin von Nostria nach Yershoggyn her,
zu erlösen die Bardin, die 'ne Harpyie war ...
Nun höret Ihr Leut', denn die Geschichte ist wahr!

Bei Freunden hat Orcana, die Trolltöterin, gehört
gar wunderbare Weisen: Die haben sie betört!
"Von der Pernstein, die stammen," erfuhr sie alsdann,
worauf ihre Suche nach der Bardin begann.

Voran und voran! Bald ist's wieder geschafft!
Orcana, Du hast Dir 'nen Namen gemacht!
Denn Dein Herz ist so groß und Dein Mut unerreicht!
Kaum ein and'rer im Lande das Wasser Dir reicht!

Viele steinige Wege musste sie dann begeh'n
und heftige Kämpfe gegen Schurken besteh'n,
bis endlich die Wohnstatt des Magiers sie fand,
der als Liebling der Pernstein war ihr wohlbekannt.

Doch groß war der Schreck, als auf's Haus sie zuschritt:
Eine Harpyie griff an und verwehrte Eintritt!
Dies Gesicht – Auf 'nem Bild hat sie's schon mal erblickt!
Delusia Pernstein! Oh, welch ein Unglück!

Sich erinnernd, an jemand, der sie vorher bezirzt,
auf dass sie den Ast, der ihn festhält, schnell kürzt,
Orcana zurückeilt und zur Hilfe ihn ruft ...
Denn sie weiß, gegen den Magier, es 'nen Dämonen bedurft.

Voran und voran! Bald ist's wieder geschafft!
Orcana, Du hast Dir 'nen Namen gemacht!
Denn Dein Herz ist so groß und Dein Mut unerreicht!
Kaum ein and'rer im Lande das Wasser Dir reicht!

Der Dämon dem Magier nun ganz schön einheizt!
Die Harpyie sich derweil von Orcana fühlt gereizt
und die Gauklerin angreift, doch die ganz geschwind
die Harpyie packt und zu Boden sie bringt.

Gar kurz war der Kampf, den der Magier verlor.
Der Dämon sich dann hält an das, was er schwor,
und die Bardin erlöset und sie fortziehen lässt,
bevor er diese Welt dann wieder verlässt.

Voran und voran! Nun ist's wieder geschafft!
Orcana, Du hast Dir 'nen Namen gemacht!
Denn Dein Herz ist so groß und Dein Mut unerreicht!
Kaum ein and'rer im Lande das Wasser Dir reicht!

Ja! Voran und voran! Nun ist's wieder geschafft!
Orcana, Du hast Dir 'nen Namen gemacht!
Denn Dein Herz ist so groß
     und Dein Mut
        un...er...reicht ...

Kaum ein and'rer im Lande das Wasser Dir reicht!

Lied: **Hebt an**   (1996)

Hebt an, hebt an
Rahja sei Euch wohlgetan
Hebt die Becher und singt mit mir

Hebt an, hebt an
Rahja sei Euch wohlgetan
Leert die Becher und trinkt mit mir

Wein, Musik, Gesang und Tanz
Sonnet Euch in Rahjas Glanz
Noch 'n Becher passt hinein
Willst doch jetzt kein Schwächlich sein?!

Schlemmt und feiert unsren Rausch
Und genießt den Seelenrausch
Labt Euch an der Liebe Lust
Und vergesst schnell allen Frust

Rahja höre unser Lied
Segne was uns Freude gibt
Tanzen, Singen, Bier und Wein
Dies soll'n deine Gaben sein

Tage kommen, Tage geh'n
Lass uns Deine Liebe seh'n
Lasset uns im Tanze dreh'n

Hebt an, hebt an
Rahja sei uns wohlgetan
  Lasst uns Rahjas Liebe seh'n

Hebt an, hebt an
Rahja sei uns wohlgetan
hebt die Becher – seid nicht grämlich

Hebt an, hebt an
Rahja sei uns wohlgetan
leert die Becher und seid fröhlich

Hebt an, hebt an, hebt an, hebt an, hebt an, hebt an ...

Helfen bringt Freude (1998)

Es ist doch immer wieder schön
Wenn man so richt'ge Hilfe kriegt
Man könnt' sich echt daran gewöh'n
Die Faulheit dann ganz gerne siegt

Doch richt'ge Hilfe heißt ja auch
Dass Helferlein genau hinschaut
Passt auf, dass was nicht wird zum Brauch
Was dann die Energie abbaut

So kann man sich freu'n ohne Angst
Hilfe annehmen ganz entspannt
Wenn Du dann noch dem Helfer dankst
Die Schuldgefühle sind gebannt

Und auch der Helfer kann sich freu'n
Wenn ihm ein Dankeslächeln strahlt
Er braucht es wirklich nicht bereu'n
Man damit mehr als and're zahlt

Nun kommt die Krux an der Geschicht'
Auch wenn der Dank mir ist genug
Der Magen sieht das Lächeln nicht
Und jammert beim Essensentzug

Albernheiten (1999)

Die Mutter nimmt den Schwamm zur Hand
Die Kinder warten ganz gebannt
Dann wird gemeinsam abgespült
Auch wenn man sich dabei verbrüht
Die Spülmaschine schroff verkannt
Steht einsam an der Küchenwand

Und alle singen froh im Chor
Ein Lied das geht ganz schnell ins Ohr:
Das machen wir schon immer so, immer so, immer so
Das machen wir schon immer so und sind dabei froh

Frau Großmama die Wäsche schrubbt
Derweil sich eine Raup verpuppt
Dabei steht doch im Kellerraum
Ein leistungsstarker Wäschetraum
Da füllt man nur ein Mittel rein
Er wäscht von da an ganz allein

Doch Oma singt ganz froh im Chor
Ein Lied das geht ganz schnell ins Ohr:
Das machen wir schon immer so, immer so, immer so
Das machen wir schon immer so und sind dabei froh

Der Vater kommt ins Haus zurück

Ist von der Arbeit ganz gebückt

Schmeißt seine Sachen in die Eck

Die Kinder haben's gleich gecheckt

Sie leben unter seinem Dach

Und machen's gern dem Vater nach

Nur Mutter singt nicht froh im Chor

Ein Lied das geht ganz schnell ins Ohr:

Das machen wir schon immer so, immer so, immer so

Das machen wir schon immer so und sind dabei froh

Die Mutter froh den Lappen schwingt

Und dann saugt sie noch ganz geschwind

Den letzten Staub der noch im Haus

Sie putzt es richtig schön heraus

Die Putzfrau steht bald vor der Tür

Hat keine große Arbeit hier

Und Mutter singt dann froh im Chor

Ein Lied das geht ganz schnell ins Ohr:

Das machen wir schon immer so, immer so, immer so

Das machen wir schon immer so und sind dabei froh

Frau Großmama ist ganz verzückt
Die Wäsche wird schön plattgedrückt
Das Eisen schwingt schnell hin und her
Der arme Stoff, der leidet sehr
Ob Unterwäsche oder Socken
Das alles wird so schnell ganz trocken

Und alle singen froh im Chor
Ein Lied das geht ganz schnell ins Ohr:
Das machen wir schon immer so, immer so, immer so
Das machen wir schon immer so und sind dabei froh

Der Vater aus dem Sessel springt
Er will den Sender wechseln gschwind
Dafür muss er zum Fernsehr vor
Wenn das nicht ist ein Eigentor
Denn dort die Fernbedienung liegt
Der Ort ist dafür sehr beliebt

Nur Vater singt nicht froh im Chor
Ein Lied das geht ganz schnell ins Ohr:
Das machen wir schon immer so, immer so, immer so
Das machen wir schon immer so und sind dabei froh

Die Mutter hat heut eingekauft
Karotten, Zwiebeln gibt's zu Hauf
Auch andres Zeug im großen Sack
War billiger als im kleinen Pack
Wenn dann die Hälfte stiften geht
Es teurer war; wie ihr wohl seht

Doch Mutter singt ganz froh im Chor
Ein Lied das geht ganz schnell ins Ohr:
Das machen wir schon immer so, immer so, immer so
Das machen wir schon immer so und sind dabei froh

Das Wasser auf den Boden tropft
Das kleine Leck ist schnell gestopft
So meint der Vater frohgemut
Das Heimwerken liegt ihm im Blut
Danach sieht's dann viel schlimmer aus
Nun kommt der Handwerker ins Haus

Der Handwerker singt ohne Chor
Ein Lied das geht ganz schnell ins Ohr:
Das machen wir schon immer so, immer so, immer so
Das machen wir schon immer so und sind dabei froh

Der Drache (2000)

Die Gruppe sich hinter die Mauer duckte

Und vorsichtig um die Ecke guckte

Man hörte wie Flügel den Wind zerteilten

Und heiße Flammen dem Wesen vorauseilten

Die Herzen der Helden begannen zu schlagen

Als könnten sie damit die Feinde wegjagen

Doch blieben die Muskeln ganz steif und verkrampft

Denn die warn sich sicher, dass sie scheuten den Kampf

Sie hörten wie er seine Kreise zog

Spürten wie er über sie hinwegflog

Die Kreise wurden enger. Das war völlig klar

Wusste er denn wo die Gruppe war?!

Und näher flog das Untier heran

Die Gruppe geriet in seinen Bann

Mit geschlossenen Augen warteten sie ab

Und hofften der Drache zöge bald wieder ab

Sie hielten die Luft an. Keinen Ton wagten sie

Und sie hofften, dass ihnen nicht schlotterten die Knie

Schon setzte das Wesen zur Landung an

Doch das fühlte sich nicht ganz richtig an

Der mächtige Drache war hier, das war Fakt

Doch warum das Zögern beim Todesakt?!

Keine Schreie der Freunde man vernahm

Kein Kampf, kein Sterben. Oder war man schon im Darm?

Hatte er sie mit einem Happs verschluckt?
Oder ein zu mächtiges Feuer gespuckt?
Die Gauklerin wagte als erste zu schauen
Und konnte ihren Augen nicht trauen
Vor ihr saß ein Drache: kaum 'nen Meter groß
Der begann nun zu krabbeln auf ihren Schoß
Mit lispelnder Stimme und im piepsigen Ton
Erzählte er die Geschichte des Wächters Sohn
Da entspannte sich auch die Gruppe sogleich
Ihre Muskeln wurden glatt butterweich
So saßen sie nun um den Drachen herum
Und hofften zum Teil er wäre stumm

Doch das Piepsen und Lispeln ging fort und fort
Selbst die Gauklerin kam dabei nicht zu Wort
Und endlich war er fertig mit seinem Bericht
Doch wirklich schweigen: DAS konnte er nicht
Er war so glücklich endlich Freunde zu haben
Und wollte ihnen helfen mit seinen Gaben
Die Gauklerin hatte ihn ganz schnell lieb
Und meinte, er wär auch ein guter Dieb
Könnte Orte erreichen, die der Gruppe versperrt
Und es gäbe kein Tor, dass sein Feuer abwehrt
Was sollte man machen?! Er war nun dabei
Doch mit ihm anschleichen war ab jetzt vorbei

Seine Zunge hielt er nur schwer im Zaum

Zum Glück saß er meistens auf einem Baum

Aß Früchte und feuerte die Gruppe an

Hin und wieder stand er auch seinen Mann

Dann spuckte er Flämmchen und entfachte die Glut

Und manchmal zeigte er so richtig Mut

Dann flog er hoch über die Köpfe hinaus

Und kundschaftete tapfer die Gegend aus

Das Leben mit ihm war wahrlich nicht leicht

Doch sein 'Hab-mich-lieb'-Blick war unerreicht

So fand er letztendlich 'ne Familie von wert

Aus Gauklerin, Hund und riesigem Pferd

Lied: **Rollenspieler**   (1995 bis 2001)

Die Hexe rennt nackt durch den Wald

Trotz Schnee ist ihr gar nicht bitterkalt

Sie jagt die Kleider-Diebe

Die kriegen mächtig Hiebe

Die Hexe rennt nackt durch den Wald

Der Hexe steht offen der Mund

Beim Kampf geht es wieder richtig rund

Kaum ist ein Zauber spruchreif

Ist der Feind bereits im Totenreich

Der Hexe steht offen der Mund

Die Hexe, sie lernt niemals aus

Im Wald entdeckt sie ein besond'res Haus

Mit meterlangen Beinen

Vor Angst könnt' sie glatt weinen

Die Hexe, sie lernt niemals aus

Die Hexe, die geht in die Lehr'

Ihr Spieler setzt sich hier gar nicht zur Wehr

Sie ist ihm nicht geheuer

Ihr Lebensstil zu teuer

Die Hexe, die geht in die Lehr'

Die Hexe vergraben nun ist
Die Zauberkunst, die war einfach nur Mist
Die Würfel wollten auch nicht
Der Feind lachte in ihr Gesicht
Die Hexe vergraben nun ist

Die Gauklerin sieht rosarot
Das kalte Wasser wäre jetzt ihr Tod
Doch liebt der Elf sie wieder
Und rettet ihre Glieder
Die Gauklerin sieht rosarot

Die Gauklerin ist ganz frustriert
Denn Praios half schon wieder ungeniert
Dabei lehrt doch ihr Erbe
Meuchle oder sterbe
Die Gauklerin ist ganz frustriert

Die Gauklerin fährt aus der Haut
Der böse Troll schläft friedlich und ganz laut
So zückt sie schnell das Messer
Ein toter Troll ist besser
Die Gauklerin fährt aus der Haut

Orcana trägt manchmal 'nen Zopf
Denn sie will behalten ihren Kopf
Als sie einmal spazieren ging
Sich da ihr Haar ganz bös' verfing
Orcana trägt manchmal 'nen Zopf

Die Gauklerin ist nun genervt
Die Lage von ihr hat sich nun verschärft
Es ist doch wirklich dubios
Statt Phex hilft ihr stets Praios
Die Gauklerin ist nun genervt

Die Gauklerin kann nix dafür
Die Abenteuer klopfen einfach an die Tür
Es ist nicht ihre Neugier
Sie kommen ganz klar zu ihr
Die Gauklerin kann nix dafür

Die Gauklerin ist wirklich schlau
Der Dämon hilft! Das weiß sie ganz genau
Dies Bündnis ist ihr Schachzug
Zu Kämpfen gibt's auch so genug
Die Gauklerin ist wirklich schlau

Die Gauklerin den Kampf gewann

Auf Grund der Wunden sie sich dann besann

Wozu sich selber schlagen

Das können and're wagen

Die Gauklerin den Kampf gewann

Orcana wird vom Zorn übermannt

Die Praios-Hilfen sind ihr wohlbekannt

Er mischt sich in ihr Leben

Das kann es doch nicht geben

Orcana wird vom Zorn übermannt

Die Gauklerin zeigt viel Gespür

Sie öffnet sicher jedem Tor und Tür

Sie knackt sie mit Gekicher

Selbst Fallen sind nicht sicher

Die Gauklerin zeigt viel Gespür

Die Gauklerin liebt guten Wein

Auf Feste läd' sie sich auch gerne ein

Natürlich ist sie schuldfrei

Falls einer stirbt dann dabei

Die Gauklerin trinkt gerne Wein

Die Gauklerin ist sehr beliebt
Es gibt ja so viel, was sie gerne gibt
Kaum einem wird dabei klar
Das sie die Meisterdiebin war
Die Gauklerin ist sehr beliebt

Die Gauklerin ist ganz schön klug
Vom Kämpfen hat sie nämlich längst genug
Wozu gibt's tapf're Recken
Da kann sie sich verstecken
Die Gauklerin ist ganz schön klug

Die Gauklerin zeigt heute Mut
Der Kampf läuft für sie besonders gut
Von dem Schrank dem teuern
Tut sie die Gruppe anfeuern
Die Gauklerin zeigt heute Mut

Die Gauklerin rennt wie der Wind
Die Freunde in 'nem Kampfgetümmel sind
Sie rennt nun um ihr Leben
Kann niemandem Schutz geben
Die Gauklerin rennt wie der Wind

Die Gauklerin turnt heute gut
Sie bringt Reisegruppe zur Weißglut
Sie hüpft über die Wägen
Tut Nerven so absägen
Die Gauklerin turnt heute gut

Die Gauklerin hält sich versteckt
Sie hatte das Todesmal entdeckt
Nun bibbert sie und zittert
Die Gruppe ist verbittert
Die Gauklerin hält sich versteckt

Die Gruppe um sich alles vergisst
Der Feuerdrache nun ganz friedlich ist
Orcana krault ihn kräftig
Das finden sie ganz heftig
Die Gruppe um sich alles vergisst

Der Drache ist so furchtbar klein
Wie kann sein Mundwerk dann so riesig sein
Er plappert und er schnattert
Die Gruppe ist verdattert
Der Drache ist so furchtbar klein

Der Drache ist zu Recht ganz Stolz
Er hat entflammt ein kleines Stückchen Holz
Erst war's ihm nicht geheuer
Nun ist's ein großes Feuer
Der Drache ist zu Recht ganz Stolz

Die Gauklerin sorgt für Tumult
Der Rest der Gruppe übt sich in Geduld
Sie tanzt und singt dabei laut
Der Hausherr nur auf sie schaut
Die Gauklerin sorgt für Tumult

Die Gauklerin will hoch hinaus
Drum klettert sie auf's Dach von einem Haus
Dann übt sie sich im Seiltanz
Verzaubert alle hier ganz
Die Gauklerin will hoch hinaus

Die Heilerin sicher sich fühlt
Die Gruppe das Kampfgeschehen führt
Der Feind stirbt wie die Fliegen
Da kann sie keiner kriegen
Die Heilerin sicher sich fühlt

Die Heilerin hat wirklich Glück
Denn noch besteht sie aus 'nem ganzen Stück
Im Kampf zwischen zwei Drachen
Hat sie nicht viel zu lachen
Die Heilerin hat wirklich Glück

Der goldene Drache verlor
Der schwarze geht als Sieger nun hervor
Man hört sein Siegesrören
Wird er die Welt zerstören?
Der goldene Drache verlor

Die Magierin ist richtig stolz
Der Spruch gelang ihr auf dem Schiff aus Holz
Ihr Feuer traf den Kraken
Der ließ das Schiff vom Haken
Die Magierin ist richtig stolz

Die Magierin wurde ganz nass
Die Crew des Schiffes machte keinen Spaß
Erst löschten sie die Segel
Dann war'n sie richt'ge Flegel
Die Magierin wurde ganz nass

Die Magierin guckt ganz verdutzt
Die Gruppe hat das ganze Mahl verputzt
Nun muss sie wieder hungern
Das macht sie äußerst ungern
Die Magierin guckt ganz verdutzt

Die Magierin trifft eine Hex
Der Name und die Art macht sie perplex
Sie ist wohl ihre Schwester
Das glaubt sie immer fester
Die Magierin trifft eine Hex

Die Magierin schäumt noch vor Wut
Der Tag lief für sie so gar nicht gut
Die Schwester wusst' es besser
Nun wird sie noch viel kesser
Die Magierin schäumt noch vor Wut

Die Magierin ist fasziniert
Sie zeigt die Freude völlig ungeniert
Die Gruppe ist in Nöten
Der Zauber wird sie töten
Die Magierin ist fasziniert

Der Dämon die Welt nun verschlingt
Für alle nun das Todeslied erklingt
Sie konnten's nicht abmindern
Den Zauber nicht verhindern
Der Dämon die Welt nun verschlingt

Ein Fremder den Tempel besucht
Männer gelten hier als ganz verrucht
Hier leben doch nur Frauen!
Soll'n die ihn nun verhauen?
Ein Fremder den Tempel besucht

Amyra hat es gleich gewusst
Der Fremde bringt dem Tempel nur Verdruss
Ihr Heiligstes prompt stahl er
Nun setzen sie sich zur Wehr
Amyra hat es gleich gewusst

Das Artefakt wird noch vermisst
Der Dieb indes zum Glück unschädlich ist
Amyra will es finden
Lässt sich vom Dienst entbinden
Das Artefakt wird noch vermisst

Achterbahn (2003)

Am Rummel steht die Achterbahn
Mit Wägen die im Kreisel fahr'n
Auf festen Bahnen bunte Karr'n
Die zieh'n die Leute magisch an

Da geht es hoch in luft'ge Höh'n
Man kann den ganzen Platz einseh'n
Die Haare wild im Winde weh'n
Wer'n so zerzaust; das kann kein Föhn

Am höchsten Punkt kommt dann der Fall
So mancher wird im G'sicht ganz fahl
Ein paar verlier'n sogar ihr Mahl
Und kreischen tun die Frauen all

Dann wer'n die Karr'n wieder raufgezogen
Im Klickertakt geht es nach oben
Nun hört man fluchen und auch loben
Dann komm'n sie wieder runtergeflogen

Und manchmal geht's mit Schwung hinauf
Das geht ganz flott mit viel Anlauf
Über Kopf hängt man sich auf
Und weiter geht's schon kurz darauf

Ich staune stets über die Schlangen
Die unten steh'n zum Teil mit Bangen
Oder voll Freud' mit roten Wangen
Und dann am Schalter die Karten verlangen

Ich brauche echt kein Geld zu zahlen
Um zu erleben solche Qualen
Die körperlichen und mentalen
Auch keine die mich lassen strahlen

Denn so wie stets mein Leben ist
Das Universum nie vergisst
Und Hochs und Tiefs stets gut abmisst
Auf dass mir niemals öde ist

Mein Leben meint es gut mit mir
Auch wenn die Richtung ich verlier
So ist sein auf und ab 'ne Zier
Und pünktlich auch wie ein Geysir

Es munter meinen Rücken klopft
Und notfalls drückt den Pause-Knopf
Auch wenn die Welt steht auf dem Kopf
Es mit mir meine Wunden stopft

So hab ich meine Achterbahn
Mit Wegen durch Gestrüpp und Farn
Oder ganz plan mit bunten Karr'n
Die magisch lenken meine Bahn

Silvesternacht

Seit Tagen schon hört man ganz laut
Das Krachen der Raketen
Es ist etwas das mich abbaut
Würd' sie so gern zertreten
Es wirklich mir den Tag versaut

Warum gefällt's dem Menschenkind
Wenn's lärmt und wenn es kracht
Die Böller doch gefährlich sind
Und rauben noch die Nacht
Die Menschen sind so furchtbar blind

Und heute dann ist es soweit
Die Nacht aus Lärm und Licht
Beschert nicht nur mir großes Leid
Auch Tiere mögen's nicht
Ich hoffe dass es stürmt und schneit

Doch kann ich bitten wie ich will
Ich werde nicht erhört
Der Wind und Schnee halten ganz still
So nichts die Menschen stört
Und draußen pfeift es schon ganz schrill

Bald darauf noch mehr Gepfeife
Und kurz drauf dann der Krach
Ich atme ein und zeige Reife
Ich hab' ein schützend Dach
Drum greif' ich lässig nach der Seife

Die Musik läuft; das Wasser auch
Sie lenken mich nun ab
Die Seife schäumt auf Kopf und Bauch
Und läuft an mir herab
Ja, duschen ist ein schöner Brauch

Das Böllern ist mir einerlei
Das Feiern jedoch nicht
Und Mitternacht ist bald vorbei
Die Party ist in Sicht
Bald schau' ich in der Bar vorbei

Die andern fragen wo ich war
Sie haben mich vermisst
Ich zeige auf mein feuchtes Haar
Was Antwort genug ist
Dann wünsch' ich "Gutes Neues Jahr"

O du hektische (2004)

O du hektische Weihnachtszeit
Bereitest den Menschen so viel Leid
Sie hetzen teils ohne Sinn und Verstand
Durch Läden und Häuser im ganzen Land

Besorgen Geschenke und packen sie ein
Kaufen den Baum und schmücken ihn schön
Unter der Last hört man ihr Gestöhn
Das kann es doch nicht wirklich sein?

Dann grübelt man noch was denn wer mag
Und dann noch das Essen an jedem Feiertag
Die ganzen Termine für 'wann man wen trifft'
Das alles ist für die Stimmung doch Gift

Liebe und Freundschaft auf die Probe gestellt
Dabei kann es so viel geruhsamer sein
Weshalb lässt der Mensch sich ein auf die Pein?
Warum tut Ihr nur das was andren gefällt?

Mein Appell:

So nehmt Euch die Zeit um in Ruhe zu schau'n
Anstatt den Baum auch noch selbst umzuhau'n
Brüht Euch einen Tee und setzet Euch hin
Entzündet eine Kerze um zu beruhigen den Sinn

Denkt nun an Euch selbst allein ohne Neid
Dann an Eure Liebsten ob Mensch oder Tier
Denkt an die Freude und denkt an das WIR
Es heißt nicht um sonst 'besinnliche Zeit'

Schöne Weihnachtstage

Böllerzeit (2004)

Nun ist es wieder mal soweit
Es ist zum Böllern endlich Zeit
Schon die letzten Tage haben
Sie sich erfreut an ihren Gaben

Auch haben sie schon ausprobiert
Voll Freud' und völlig ungeniert
Ein paar Raketen hier und da
Und auch die Böller. Ist ja klar

Die Kinder sind schon heiß darauf
Auch andre freuen sich zu Hauf
Weihnachten ist längst vergessen
Aufs Böllern sind sie ganz versessen

Ich werde dies wohl nie versteh'n
Hab' keinen Vorteil je geseh'n
Verpulvern hier ihr Geld vor Freud'
Und niemanden hat's je gereut

Für mich sind diese Feiertage
Der reinste Horror und 'ne Plage
Ich habe schon als kleines Kind
Mich da verzogen ganz geschwind

Mit den Tieren von Bekannten
Und mit Muskeln ganz verspannten
Saß ich im Hinterzimmer fest
Wir bauten da ein sich'res Nest

Und wenn es dann laut zwölf Uhr schlug
Sich meist dasselbe hier zutrug
Kauernd unter vielen Decken
Versuchten wir uns zu verstecken

Erst wenn der Lärm zu Ende ging
Und uns die schöne Ruh' umfing
Wagten wir uns wieder heraus
Doch blieben wir noch stets im Haus

Und auch noch Heut' versuch' ich stets
Niemals zu seien unterwegs
Mich zu verstecken vor dem Lärm
Den ich so gar nicht habe gern

Erst wenn das Böllern ist zu End'
Ich hurtig nutze den Moment
Und dann doch meine Freunde find'
Die mächtig schon am Feiern sind

Auch wenn ich meine Nase rümpf'
Ein gutes Jahr ich dennoch wünsch'
Und dann genieße ich die Zeit
Nur dieses Jahr da sind sie weit

Auch die nächsten Jahre werden
Anders sein durch meinen Erben
Gar mächtig schon bin ich gespannt
Die Zukunft ist noch unbekannt

❄ Nachwort ❄

Liebe Leser,

zunächst einmal: "Vielen, lieben Dank, dass diese Zeilen tatsächlich zur Geltung kommen." Es gibt unzählige Bücher, die ungelesen oder nur angelesen im Kamin oder der Rundablage landen. In der immer schnelllebigeren Zeit ist es sowieso erstaunlich, wie viele Menschen es noch schaffen, sich einmal mit einem Text in die Gedankenwelt zurückzuziehen. Aus diesem Grund freue ich mich über jeden, der sich einfach einmal die Zeit nimmt. Sei es im gemütlichen Ohrensessel vor dem heimischen Kamin oder in der U-Bahn: aus meiner Sicht ist jeder Ort recht, solange man "einfach mal den Stress abschaltet".

Ich hatte übrigens ursprünglich geplant, die Auszüge aus den bisherigen vier Bänden um einige neuere Worte zu erweitern. Doch bedingt durch private und berufliche Veränderungen, gab es weniger Notizen als vor dem Jahr 2005 und lediglich ein ausgebautes Gedicht. Schon kurz darauf erkannte ich die vielen Wiederholungen. Oft gebrauchte ich sogar identische Sätze. Teilweise hatte ich nur mehrere Aspekte unter einem Hut zusammengefasst.

Ergo: Band fünf besteht (fast) nur aus Teilen der anderen Werke.

Vielleicht finde ich ja irgendwann Zeit, Lust und vor allem Muse, für einen Band sechs?! Bis dahin freue ich mich wie immer über Rückmeldungen und wünsche allen noch eine wunderschöne Zeit,

Iarnă

Traum und Wirklichkeit   (© BC09.01.07)

Wir haben viele unterschiedliche Interessen
Und viele Träume können wir nicht vergessen
Krampfhaft halten wir an Ihnen fest
Und dieser Kampf gibt uns den Rest

Doch lernen wir endlich zu unterscheiden
Zwischen den Träumen und Wirklichkeiten
Sehen wir endlich den Weg den wir gehen
Und können wir unsere Fehler gestehen

Dann schmelzen die Grenzen zwischen den Welten
Und das Leben schenkt uns nicht allzu selten
Zu unserem inneren Frieden den Raum
Zur Verwirklichung von unserem größten Traum